>> 专家解百病系列丛书

U0297332

图说失眠

总主编　张清华
主　编　吴春虎　陈　伟

中国健康传媒集团
中国医药科技出版社

内 容 提 要

本书为"专家解百病系列丛书"之一。本书内容包括常识篇、病因篇、症状篇、诊断篇、治疗篇、预防保健篇及案例总结篇，每一篇中都精选在临床诊疗中出现频率较高的问题，为读者提供更实用的知识。本书在系统地阐述失眠相关治疗措施的同时，更重点讲述了预防失眠的相关知识，使人们做到未病先防。本书的亮点是以树状结构图配以表格的形式进行阐述，层次分明、条理清晰，节省了读者的时间，提高了阅读效率。

图书在版编目（CIP）数据

图说失眠 / 吴春虎，陈伟主编. —北京：中国医药科技出版社，2021.11
（专家解百病系列丛书）

ISBN 978–7–5214–2759–2

Ⅰ. ①图…　Ⅱ. ①吴…　②陈…　Ⅲ. ①失眠–防治–图解　Ⅳ. ①R749.7-64

中国版本图书馆 CIP 数据核字（2021）第 217710 号

美术编辑　陈君杞
版式设计　易维鑫

出版　**中国健康传媒集团** | 中国医药科技出版社
地址　北京市海淀区文慧园北路甲 22 号
邮编　100082
电话　发行：010–62227427　邮购：010–62236938
网址　www.cmstp.com
规格　710×1000mm　¹⁄₁₆
印张　13¾
字数　210 千字
版次　2021 年 11 月第 1 版
印次　2021 年 11 月第 1 次印刷
印刷　三河市万龙印装有限公司
经销　全国各地新华书店
书号　ISBN 978–7–5214–2759–2
定价　**45.00 元**

获取新书信息、投稿、为图书纠错，请扫码联系我们。

前 言 | Preface

　　《黄帝内经》载："圣人不治已病治未病，不治已乱治未乱"，当时古人已经知道了预防的重要性。随着社会的发展，人民生活水平的提高，大众对健康的要求不仅是无病，而且是需要其身体、精神等方面都处于良好的状态。因此，提高自身预防疾病相关知识水平，是人们目前的迫切需要。

　　"专家解百病系列丛书"是一套问答形式的医学科普读物，本丛书涵盖了临床各系统、各科的相关疾病。《图说失眠》作为丛书的一个分册，在系统地阐述失眠的相关治疗措施的同时，更重点介绍了预防失眠的相关知识，以帮助人们做到未病先防。

　　现代生活压力大、工作节奏快，很多人深受失眠的困扰，而引起人们失眠的主要原因是个体差异和自身的基础性疾病。据科学研究证实，近90种疾病与长期失眠有较大的相关性。失眠作为现代疾病，发病率逐年上升。因此，了解失眠的诱发因素和临床特点，遵循自然界的昼夜节律和自身的睡眠规律，倡导科学的生活方式，对于预防失眠具有非常重要的意义。

　　《图说失眠》的内容包括常识篇、病因篇、症状篇、诊断篇、治疗篇、预防保健篇及案例总结篇，且特别精选在临床诊疗中出现频率较高的问题，为读者一一进行解答。本书打破了原有的单纯而冗长的文字叙述形式，以树状结构图并配以表格的形式进行阐述，且表格中通过对经典案例的引入和剖析，能更加清晰地阐明问题。本书对所提出的问题都进行了高度总结，并与树状结构图上的知识上下呼应，使层次更加清晰，节省了读者的阅读时间，提高了阅读效率。

　　希望本书能帮助读者全面了解失眠，尽量摆脱失眠的困扰。但限于作者水平，书中难免存在不足和疏漏之处，敬请专家和同行们提供宝贵意见，以便修订完善。

编　者
2021 年 9 月

目 录 | Contents

病 因 篇

症　状　篇

诊　断　篇

治　疗　篇

预防保健篇

案例总结篇

常识篇

1. 什么是睡眠

```
┌─────────────────┐
│   睡眠的定义      │
└─────────────────┘
     │  ┌──────────────────────────────┐
     ├──│ 由于脑的功能活动而引起动物的生理 │
     │  │ 性活动低下                     │
     │  └──────────────────────────────┘
     │  ┌──────────────────────────────┐
     └──│ 给予适当的刺激可使之达到完全清醒 │
        │ 的状态                         │
        └──────────────────────────────┘
```

典型案例	李某，48 岁，每晚 10 点按时睡觉，睡眠 7 小时，偶尔会做梦，醒后记忆清晰，第二天精神状态良好
睡眠的特点	卧床或无活动力的姿态
	对刺激反应阈值的提高
	具有可以鉴别的脑电图改变
	精神活动效率降低
结语	睡眠的定义仍不完善，因为人体的许多生理功能在睡眠时相对更加活跃。人在开始入睡时，机体逐渐丧失对外界的注意，体验到幻觉和身体空间运动的错觉；入睡后，精神活动仍在持续，在唤醒后能回忆出一些带有思想的事物。睡眠中，人们表现出运动活动、闭眼和躯体肌张力的降低。由于对外界刺激的阈值提高，并随着睡眠逐渐由浅入深，动物和人对外界刺激的不反应性也逐渐转深，完成睡眠过程

2. 什么是正常的睡眠

```
┌─────────────────┐
│ 正常的睡眠        │
└──────┬──────────┘
       │  ┌──────────────────────────────────┐
       ├──┤ 正常的睡眠是由慢波睡眠和快波睡眠      │
       │  │ 两种睡眠形式组成的                  │
       │  └──────────────────────────────────┘
       │  ┌──────────────────────────────────┐
       └──┤ 在夜间的睡眠过程中，快波睡眠和慢      │
          │ 波睡眠交替出现                      │
          └──────────────────────────────────┘
```

典型案例	李某，52 岁，每晚 9 点睡觉，第二天 6 点起床，睡眠 9 小时，多梦，后半夜偶尔会醒，但可继续入睡，第二天精神状态良好	
正常睡眠	快波睡眠和慢波睡眠交替出现	睡眠开始首先进入慢波睡眠期（由瞌睡期逐渐进入慢波睡眠第 I 期、第 II 期、第 III 期和第 IV 期）
		随着期数的延续，睡眠逐渐加深，持续 80～120 分钟（平均约为 90 分钟），然后进入第一次快波睡眠
		持续约 5 分钟后，再进入下一次慢波睡眠
		慢波睡眠和快波睡眠如此循环往复，每晚出现 3～5 个循环周期，构成了 8 小时的睡眠
结语	零点后每次慢波睡眠期的睡眠深度逐渐变浅，不再进入第 IV 期，人们在后半夜比较容易觉醒。快波睡眠持续时间的长短是因人而异的，一般而言，凌晨后的快波睡眠持续时间越来越长，每次可持续 10～30 分钟，由快波期睡眠逐渐觉醒。睡眠较浅的人和夜间工作而较晚睡觉的人快波睡眠持续时间短。因此，一个人后半夜容易醒和多梦是正常的睡眠表现。而一个人感觉整晚没睡觉，一夜都在做梦，说明其睡眠中出现快波睡眠的次数较高或者每一次都从快波睡眠中醒来	

3. 什么是生物钟

生物钟的定义

- 我们的祖先在漫长的进化过程中，随着自然环境的不断变化而逐渐适应环境（就是所谓的"适者生存"）

- 形成了日出而作、日落而息的生活习惯。当这种昼夜节律变成我们人体自身的固有节律后，人体就自然而然地具有感知昼夜变化的能力了

- 就好像在体内建立了一个"时钟"，从时间上调节机体的生理功能，这种现象被人们形象地称为"生物钟"

典型案例	张某，36 岁，每晚 11 点睡觉，睡前洗漱，不用闹钟，第二天 6 点半准时起床，洗漱，吃早点，然后上班
生物钟	高等动物的生物钟位于大脑一个称为"视交叉上核"的神经细胞核团中
	当人完全与外界环境隔绝，住在一个没有任何可能得到时间信息的地下室内，也可以根据自己的习惯开灯、关灯、起床、进餐、读书和就寝
	即使没有外部环境因素，机体的昼夜节律依然存在，只不过这种状况下的生理节律比 24 小时稍长
结语	生物钟是人体调节睡眠与觉醒的重要机制。这种节律是在完全排除了来自外界刺激的特定条件下表现出来的，是自由运转节律，是属于机体固有的一种节律，这就是生物钟。生物钟对人的睡眠–觉醒周期具有重要的作用，健全的生物钟能保证人的睡眠时间与外界环境的协调统一，进而保证人的社会功能的完整性

4. 什么是褪黑素

```
褪黑素的定义
        ├── 褪黑素是脑内松果体分泌的一种激素
        └── 褪黑素分泌的节律性主要受到光线的调节
```

典型案例	张某，35 岁，昼夜颠倒，白天睡觉，晚上失眠，心烦，工作状态差。经医生给予褪黑素治疗，症状得以缓解	
褪黑素	外因性节律	它的昼夜分泌节律与睡眠的昼夜节律之间有着固定的相位关系，因此，褪黑素的分泌节律被认为是外因性节律
	生理功能	它在每日的夜间合成和分泌，其主要生理功能是将光-暗周期的信息传递给体内的生理活动
	分泌代表长度	它的分泌代表夜晚的长度，不分泌则代表白天的长度
	影响因素	受白天长度和光强度影响的那些生理功能以及白天的各种生理和行为，如睡眠、觉醒和核心体温等最可能受褪黑素的影响
结语	褪黑素通过对生物钟的调节而影响睡眠。对于人类，光线的明暗信号是通过眼睛感知再进一步传导到松果体的。正是由于夜间褪黑素的分泌，才能诱导睡眠的发生和持续。因此，临床上常应用褪黑素来治疗由于昼夜节律紊乱引起的失眠患者	

5. 有关睡眠的学说有哪几种

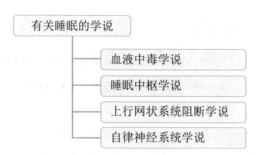

典型案例		王某，42 岁，每晚 9 点按时睡觉，睡眠 8 小时，睡眠质量很好
睡眠的学说	血液中毒学说	这一学说认为生物体内存在一种"睡眠促进物质"，最早是由法国学者皮隆和艾德证明的。目前，有科学研究也发现，人脑中有一种活性糖肽类物质参与睡眠的发生，又称为 S 因子
	睡眠中枢学说	瑞士科学家应用埋藏电极刺激法证实，"睡眠中枢"在大脑皮质丘脑下，大脑底部第三脑室后。将电极放在动物丘脑下的后部，通电后动物很快由觉醒进入睡眠，而在其他位置放置电极则不会引起动物的睡眠发生
	上行网状系统阻断学说	上行网状激活系统是传导外界刺激和机体内部各种刺激的通路，它起着维持人的基本觉醒状态的作用。动物实验发现，如果切断网状结构会使动物失去知觉，此时该动物的脑电图和被催眠或麻醉的动物脑电图完全一致。因此，科学家推论，当人体疲劳时，网状系统会自动阻断来自肌肉、关节和皮肤等的上行冲动的传导，从而使大脑进入抑制状态
	自主神经系统学说	科学家认为，大脑边缘系统不仅是人的情绪和本能的高级中枢，它也与睡眠—觉醒节律密切相关，因为边缘系统与自主神经系统调控有密切的关系。交感神经和副交感神经交替兴奋和抑制的结果是产生睡眠现象
结语		有关睡眠的学说很多，每一种都有一定的实验基础，但对睡眠机制的深入了解和认知，还有待于今后大量的科研工作来进一步揭示人脑的奥秘

6. 怎样确定是否处于睡眠状态

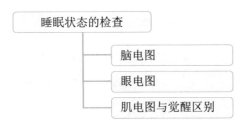

典型案例	李某，28 岁，每晚 12 点睡觉，睡眠 8 小时，睡眠质量较好，偶有说梦话现象，易被喊醒	
睡眠状态的确定	脑电图	给人和动物测定整夜的脑电活动，可以发现睡眠期间的脑活动并非处于静止状态，而是表现出一系列主动调节的周期性变化。它能客观地反映出睡眠各阶段的特征，还能对睡眠进行分期，当 δ 波在脑电图中占优势时，人是处于深度睡眠阶段
	眼电图	眼电图记录眼球运动、快速眼动和非快速眼动的周期变化，可以确定个体是否处于睡眠状态
	肌电图与觉醒区别	通过肌电图记录可知，肌紧张逐渐降低而且大部分躯体肌肉的肌紧张可以消失
结语	如果患者处于昏睡等意识障碍状态，脑电图不可能呈现睡眠状态的特征变化，而且患者不能被唤醒	

7. 睡眠是如何分期的

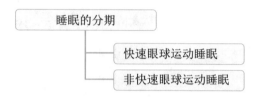

典型案例	杨某，6岁，熟睡后，呼吸频率和肢体肌肉运动出现有规律的变化，而且在肌肉运动增加的同时，出现眼球的快速运动	
睡眠的分期	快速眼球运动睡眠	根据睡眠期间有无快速眼球运动，将眼电图记录到的快速眼球运动睡眠阶段定义为快速眼球运动睡眠
	非快速眼球运动睡眠	与快速眼球运动睡眠相对应的无快速眼球运动睡眠阶段定义为非快速眼球运动睡眠，并在国际上通用
结语	通过脑电图、眼电图和肌电图的不断发展和广泛应用，发现这些活动有着很强的周期性。分为快速眼球运动睡眠和非快速眼球运动睡眠	

8. 什么是慢波睡眠

> 慢波睡眠的定义

- 慢波睡眠即非快速眼球运动睡眠（正相睡眠）

- 人在入睡后，首先进入"慢波睡眠"期，在此期，人的全身代谢减慢，脑血流量减少，呼吸平稳，心率减慢，血压下降，全身肌肉松弛，肌电图平坦

- 由于此期眼球不做快速转动，因此称为非快速眼动期

- 此时的脑电图与人在清醒时的脑电图比较是慢而同步的，故又称为慢波睡眠或同步睡眠

典型案例		李某，16 岁，熟睡时，呼吸平稳，心率减慢，全身肌肉松弛，没有眼球的快速转动，说明他进入了慢波睡眠期
慢波睡眠期	瞌睡期	入睡时，首先进入瞌睡期，这是由清醒到入睡的过渡时期，在此期脑电图显示 α 波减弱，人体对周围的环境仍保存有注意力，但觉得发困，想睡觉
	1 期睡眠	随后，进入入睡期（也称为第 Ⅰ 期睡眠），在这一阶段，人体对外界的刺激反应消失，脑电图显示为低电压 θ 和 β 波，随着睡眠的加深，脑电波由于同步而变慢，出现一种特殊的组合波。此阶段多数人的感觉是似睡非睡或者是迷迷糊糊，少数人有身体在空中漂浮的感觉
	2 期睡眠	接着，睡眠进入浅睡期（也称为第 Ⅱ 期睡眠），在此阶段脑电图可出现棱形睡眠波，全身肌肉呈现放松状态，眼球几乎不活动
	3 期睡眠	紧接着睡眠转入中-深度睡眠期（也称为第 Ⅲ 期睡眠），脑电图出现 K 复合波，由先负相后正相的慢波组成，δ 波在 20% 以上，但不超过 50%；入睡者不易被唤醒
	4 期睡眠	第 4 期睡眠是深度睡眠期（也称为第 Ⅳ 期睡眠），脑电图呈现的是波幅慢而高（75mV 以上）的 δ 波，占 50% 以上。整个慢波睡眠全程历时约 90 分钟，之后进入快速眼动睡眠期
结语		慢波睡眠是促进人体生长、消除疲劳和恢复体力的主要方式

9. 什么是快波睡眠

快波睡眠的定义

- 快波睡眠又称为快速眼球运动睡眠（异相睡眠）

- 在这一睡眠期，眼电图出现快速水平眼球运动（每分钟50～60次）

- 肌电活动较慢波睡眠显著减少，肌电图可完全平坦

- 脑电图重新出现与觉醒类似的状态，为低幅快波、θ波及间歇性低波幅α波，因此称为快波睡眠

典型案例	何某，16岁，熟睡后，呼吸浅快，心率加快，血压升高，脸部和四肢频繁出现抽动，出现快速水平的眼球运动
快波睡眠的表现	脑代谢与脑血流量增加
	自主神经系统功能活动不稳定
	表现呼吸浅快、心率加快、血压升高
	脸部和四肢频繁出现抽动，男性可有阴茎勃起
结语	在睡眠活动中，我们不能直接由觉醒状态进入快波睡眠期，只能从慢波睡眠开始入睡。但是，我们可以从睡眠的任何时期直接转为觉醒状态，尤其是快波期睡眠觉醒的概率更多

10. 快波睡眠的生理意义是什么

```
┌─────────────────────────┐
│ 快波睡眠的生理意义 │
└─────────────────────────┘
      ┌──────────────────────────────────┐
  ├───│ 快波睡眠可能与神经系统的高度进化 │
  │   │ 有关 │
  │   └──────────────────────────────────┘
  │   ┌──────────────────────────────────┐
  ├───│ 随着神经系统逐渐发育成熟，快波睡 │
  │   │ 眠时间逐渐减少 │
  │   └──────────────────────────────────┘
  │   ┌──────────────────────────────────┐
  └───│ 快波睡眠最重要的特点之一是做梦 │
      └──────────────────────────────────┘
```

典型案例		陈某，32 岁，熟睡后，呼吸浅快，心率加快，脸部和四肢频繁出现抽动，多梦，醒后记忆清晰，出现快速水平的眼球运动
快波睡眠的生理意义	快波睡眠可能与神经系统的高度进化有关	提前 10 周出生的早产儿，其睡眠时间的 80%为快波睡眠；而足月新生儿的快波睡眠只占到整个睡眠时间的 50%；2 岁时的快波睡眠时间降至总睡眠时间的 30%～35%；10 岁时仅为 25%；青春期后约为 20%；以后大致稳定在 20%左右，直至 70 岁以前均较少发生变化，提示快波睡眠可促进脑的发育成熟
	快波睡眠最重要的特点之一是做梦	由于此期入睡者大脑存在一定的思维活动，故此期容易做梦，大约 80%的梦发生在此期。由于整个睡眠过程慢波睡眠和快波睡眠相互交替出现，一夜当中可重复 4～5 次，因此，每个夜晚做 4～6 个梦是必需的
结语		当人处于快波睡眠期而被唤醒时，人会感到非常疲劳，情绪焦躁。人的记忆需要快波睡眠的保证，要保持良好的学习成绩，快波睡眠最重要，快波睡眠中的做梦就是记忆信息的再现，对信息进行重新处理，可能形成新的神经联系，从而提高学习和记忆效果

11. 不同年龄的人群睡眠时间一样吗

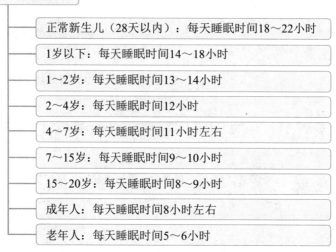

不同年龄的人群睡眠时间

正常新生儿（28天以内）：每天睡眠时间18～22小时

1岁以下：每天睡眠时间14～18小时

1～2岁：每天睡眠时间13～14小时

2～4岁：每天睡眠时间12小时

4～7岁：每天睡眠时间11小时左右

7～15岁：每天睡眠时间9～10小时

15～20岁：每天睡眠时间8～9小时

成年人：每天睡眠时间8小时左右

老年人：每天睡眠时间5～6小时

典型案例	赵某，66岁，每晚11点睡，早晨5点就会醒来，睡眠6小时，晨起锻炼；王某12岁，每晚9点睡，早晨要靠闹钟才能6点起床，每天睡眠9小时
不同年龄的人群睡眠时间	正常新生儿（28天以内）：除了哺乳和换尿布的时间以外，其余时间都在睡觉，每天睡眠时间18～22小时
	1岁以下：每天睡眠时间14～18小时
	1～2岁：每天睡眠时间13～14小时，白天睡眠时间减少，夜间增多
	2～4岁：每天睡眠时间12小时，睡眠模式逐渐接近成年人
	4～7岁：每天睡眠时间11小时左右
	7～15岁：每天睡眠时间9～10小时
	15～20岁：每天睡眠时间8～9小时
	成年人：每天睡眠时间8小时左右
	老年人：每天睡眠时间5～6小时
结语	适当的睡眠能使脑组织的血液相对增多，可以给脑细胞提供充足的能量。有人将合适的睡眠理解为给充电电池"充电"，是一种"储备能量"的过程。因此，睡眠是深度的休息状态。睡眠的好坏不在于睡眠时间的长短，而在于睡的质量

12. 为什么会打盹

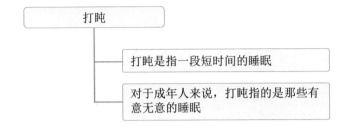

打盹

打盹是指一段短时间的睡眠

对于成年人来说，打盹指的是那些有意无意的睡眠

典型案例	孙某，15 岁，每晚玩游戏到 12 点才睡，早晨 6 点起床去上学，由于睡眠时间不充足，课上总是打盹
打盹	打盹的持续时间少于夜间平均睡眠时间的一半
	打盹能使人的反应更迅速，头脑更清醒
结语	科学家研究证实，在持续长时间工作中，打盹的人比没有打盹的人工作出色。因此，打盹被认为是一种自我补充精力的有效方法，打盹可以看作为成年人补充夜间睡眠不足的一种方法

13. 打盹与年龄有关吗

```
打盹与年龄的关系
    ├── 打盹是婴儿睡眠的特征之一
    ├── 学龄前期的儿童，白天打盹的次数明显
    │    减少，学龄期的儿童打盹的概率更少
    ├── 青少年和年轻人"补充性打盹"或"替
    │    代性打盹"
    └── 老年人"习惯性打盹"
```

典型案例	孙某，16 岁，由于作业繁重，每晚 1 点才能睡觉，所以白天总是打盹；李某，65 岁，白天喜欢晒太阳，看报纸，总是习惯性的打盹
打盹与年龄的关系	打盹是婴儿睡眠的特征之一
	学龄前期的儿童，白天打盹的次数明显减少，学龄期的儿童打盹的概率更少
	青少年和年轻人，由于工作和学习的关系，睡眠受到人为的控制，经常导致夜间睡眠时间减少，更多的人倾向于用午睡来补充精力。这种现象也称为"补充性打盹"或"替代性打盹"
	老年人，他们并不缺乏睡眠，但几乎每天中午都打盹，这是一种"习惯性打盹"
结语	夜间睡眠时间缺乏和人为地控制睡眠时间是导致打盹的主要原因。我们可以这样理解打盹，它是健康成年人睡眠－觉醒周期的一个组成部分。此外，过多和不适时的打盹也可能是某些睡眠障碍疾病，如发作性睡病、睡眠呼吸暂停综合征等的临床表现之一，应当及时到医院请相关科室的医生进行诊断和治疗

14. 什么是短睡眠者

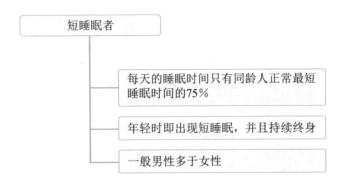

典型案例	周某，46 岁，公司领导，由于一直奋斗，努力工作，每天睡眠时间只有 4 个小时，但是，白天精神状态良好
短睡眠者	每天的睡眠时间只是同龄人正常最短睡眠时间的 75%
	年轻时即出现短睡眠，并且持续终身，一般男性多于女性
	短睡眠者心理基本正常，少数有轻躁狂倾向，他们为人和蔼、乐观，非常能干，没有忧愁
	短睡眠者的寿命短于同龄人中的正常睡眠者
结语	如果短睡眠发生在 60 岁以后，常提示存在睡眠障碍或其他躯体障碍性疾病，应当及时到医院就诊

15. 睡眠质量的参考标准是什么

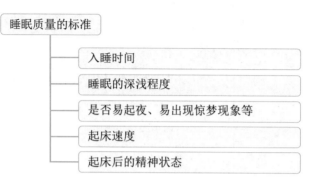

睡眠质量的标准	
入睡时间	
睡眠的深浅程度	
是否易起夜、易出现惊梦现象等	
起床速度	
起床后的精神状态	

典型案例	王某，35 岁，医院主任，每晚 10 点上床睡觉，15 分钟即可入睡，睡眠深，不易被惊醒，白天头脑清醒，工作效率高，不困倦
睡眠质量的标准	入睡快，在 15 分钟内能入睡
	睡眠深、呼吸深，不易被惊醒
	无起夜或很少起夜，无惊梦现象，醒后很快忘记梦境
	起床快，早晨起床后精神饱满
	白天头脑清醒，工作效率高，不困倦
结语	睡眠是否充足，睡眠时间的长短并非是主要因素，关键是看睡眠的质量。睡眠质量的含义是睡眠的深度和快波睡眠所占的适宜比例

16. 健康者是否也有睡眠改变

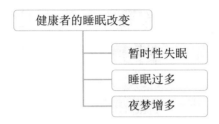

典型案例	张某，38 岁，公司总经理，最近由于工作压力大，用脑时间长，出现难以入睡、夜梦增多等现象	
健康者的睡眠改变	暂时性失眠	例如在持续性脑力劳动后，脑过度疲劳，尤其是在晚间，用脑时间过长、过累，脑部处于兴奋状态，难以入睡，可直接影响习惯性的入睡时间。即便能够入睡，也睡得较浅，夜梦不断或者容易惊醒。当白天遇到棘手的事情，难以摆脱，越想越沉重，不能自拔，夜间也难以入睡，或者出现早醒
	睡眠过多	部分健康人群睡眠改变可以表现为暂时性睡眠增多，多发生在白天过度疲劳的人，希望通过增加睡眠时间达到精力和体力的恢复。他们可以连续数天，每天超过 10 个小时的多睡，虽然多睡，觉醒时仍有显著的疲劳感
	夜梦增多	如果在家庭、社会中遇到一些不愉快的事情或过度兴奋的事情，个体就可能连续几天夜梦增多，梦的内容可能与白天发生的事情相关，也可能无关，或者梦中出现惊险的场面
结语	以上这些情况并非是病态，只要我们能够正确认识，注意心理上的调节，是可以完全恢复的	

17. 睡眠中为什么会流口水

```
睡眠中流口水原因
    ├── 患有龋齿或牙周病等而导致睡眠时流
    │   口水
    ├── 一些不良的习惯导致前牙畸形，造成
    │   睡眠时流口水
    └── 体位的原因，在侧卧位，头偏向一侧
        时容易流口水
```

典型案例	张某，23 岁，大学生，平时很少刷牙，每天上课时趴着睡觉，睡着后就会有口水流出
睡眠中流口水原因	由于张某平时不爱刷牙，导致口腔中存在食物残渣，容易发生龋齿或牙周病等而导致睡眠时流口水
	张某的一些不良习惯如啃指甲、咬铅笔等，导致其前牙畸形，造成睡眠时流口水
	体位的原因，张某趴着睡觉且头偏向一侧时，容易流口水
结语	出现流口水现象时，观察是否与上述因素相关，日常生活中要注意口腔卫生，养成饭后漱口、早晚刷牙的良好卫生习惯；如存在口腔疾病，应及早到专科医生处检查治疗

18. 如何培养自己的睡眠习惯

```
睡眠习惯的培养
    ├── 确定每天的睡眠时间，合理分配睡眠时间
    ├── 安排合适的入睡时间
    ├── 确定自己的睡眠周期
    └── 恰当、合理地调节自己的睡眠时间
```

典型案例	沈某，26 岁，教师，每晚 10 点准时睡觉，早上 6 点起床，中午休息时睡半个小时，保证下午工作状态
睡眠习惯的培养	要根据自己的年龄、健康状况和生理特点，确定自己每天的睡眠时间，学会合理地分配睡眠时间
	要根据自己的工作需要，安排合适的入睡时间
	要根据每个人的个体差异及自己实际的睡眠需要量，确定自己的睡眠周期
	要根据工作、生活等突然性的变化，恰当、合理地调节自己的睡眠时间
结语	如果是暂时性的睡眠不足，需注意及时补充睡眠。长时间工作占用睡眠时间，忽视睡眠时间的补充，就会导致睡眠障碍。还应该注意，夜间睡眠不足，不必完全利用白天时间给予补充，最好把补足睡眠的时间放在次日夜间，以免打乱自己的睡眠规律。如果是从事倒班工作的人，更要安排好自己的工作、休息和睡眠时间。养成良好的睡眠习惯很重要，要逐渐形成有规律的睡眠习惯

19. 怎样养成良好的睡眠习惯

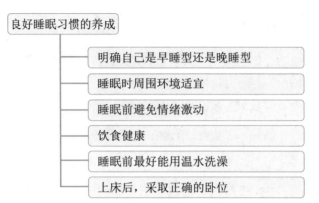

典型案例	齐某，34岁，普通员工，不吸烟，不喝酒，每晚11点准时睡觉，睡前用热水洗澡，睡姿正确，从不失眠，工作状态良好
良好睡眠习惯的养成	明确自己是早睡型还是晚睡型，根据自己的具体情况安排上床时间，有些人习惯12点以后上床睡觉，而有的人则习惯9点以前睡觉
	睡眠时卧室内光线要暗，温度、湿度适宜，保持室内安静和空气流通
	睡眠前不要与人过多交谈，不看或不听紧张、激烈、恐怖的影视节目和文学作品，避免情绪激动
	睡眠前不要吃的过饱，不喝刺激性饮料，不吸烟
	睡前最好能用温水洗澡，特别是用温水洗脚能起到良好的助睡作用
	上床后，采取正确的卧位。睡眠姿势以右侧卧为好，"卧如弓"，睡时不要蒙头
结语	良好的睡眠习惯是保证良好睡眠的前提条件

20. 如何正确睡午觉

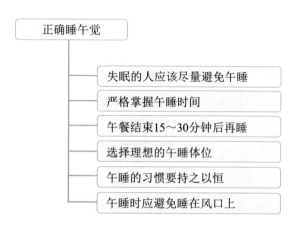

典型案例	张某，45 岁，工人，每天中午饭后半小时午睡，午睡习惯已经有 20 余年，身体健康，心情愉悦，下午工作效率高	
正确睡午觉	失眠的人应该尽量避免午睡	午睡会影响晚上的睡眠，加剧夜间失眠，进一步加重睡眠－觉醒节律紊乱
	严格掌握午睡时间	合适的午睡时间一般为 15～30 分钟。短暂午睡后，人会感到神清气爽、精力充沛、工作效率高
	午餐结束 15～30 分钟后再睡	因为这时胃内充满了食物，立即午睡会影响胃肠道的消化吸收，应待午餐结束 15～30 分钟后再睡
	选择理想的午睡体位	最理想的午睡体位是平卧位，因为平卧位可以使身体处于最舒服、最放松的状态，有利于解除身心疲劳
	午睡的习惯要持之以恒	午睡习惯应规律，不可"三天打鱼，两天晒网"
	午睡时应避免睡在风口上	午睡时应注意远离风口，适当的盖些衣物，以免受风寒
结语	安排适当的午睡既符合人体生理特点，又可以使脑细胞得到短暂的休息，缓解压力，恢复体力，从而提高下午的工作效率	

21. 什么是觉醒

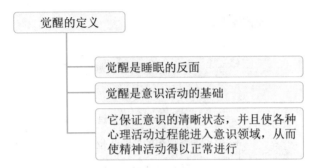

典型案例	张某，23 岁，学生，不吸烟，不喝酒，平时喜爱运动，睡眠质量好，从不失眠，学习成绩良好
觉醒的定义	觉醒是睡眠的反面
	觉醒是意识活动的基础
	它保证意识的清晰状态，并且使各种心理活动过程能进入意识领域，从而使精神活动得以正常进行
结语	睡眠后的觉醒，是与意识障碍的关键区别

22. 觉醒的神经生化调节过程是怎样的

```
觉醒的神经生化调节过程
        ├── 除了受神经系统调节外，还受神经生化的调节
        ├── 觉醒有觉醒因子，也称之为激动因子
        ├── 儿茶酚胺在维持觉醒状态中具有重要作用
        ├── 乙酰胆碱参与觉醒的维持
        └── γ-氨基丁酸等也参与觉醒的维持
```

觉醒的 神经生化 调节过程	除了受神经系统调节外，还受神经生化的调节
	觉醒因子能使动物和人出现激惹行为，活动明显增多，也称之为激动因子
	儿茶酚胺在维持觉醒状态中具有重要作用
	乙酰胆碱参与觉醒的维持，睡眠时释放乙酰胆碱明显减少，当强烈兴奋时脑皮质释放乙酰胆碱明显增多
	γ-氨基丁酸等也参与觉醒的维持
结语	觉醒是保证意识的清晰状态，并且使各种心理活动过程能进入意识领域，从而使精神活动得以正常进行

23. 什么是梦

```
┌─────────────────────┐
│      梦的概念        │
└─────────────────────┘
    │
    ├─ 梦是正常人睡眠时周期性发生的具有
    │  特点的精神状态
    │
    └─ 典型的梦的叙述应该包含有幻觉、妄
       想、认知异常、情绪变化和记忆缺乏
       等特征
```

典型案例	张某，14 岁，学习压力较大，每天晚上睡觉做梦，醒后记忆清晰，大多是关于学习和考试的内容
梦	梦是正常人睡眠时周期性发生的具有特点的精神状态
	典型的梦的叙述应该包含有幻觉、妄想、认知异常、情绪变化和记忆缺乏等特征
	我们可以把梦看成为一种自然产生的幻觉，并且在睡眠中被当成事实而接受的幻觉
结语	科学家普遍认为，超过 80%的梦发生在快波睡眠，少于 20%的梦发生在慢波睡眠。梦具有"周期性"和"自发性"的特点，所谓"周期性"是指每个夜晚的梦都是间隔 90～100 分钟周期性地出现；而"自发性"这个概念是指从心理学研究角度来看，梦是睡眠中某一阶段的意识状态下所产生的一种自发性的心理活动

24. 做梦时为什么眼球会动

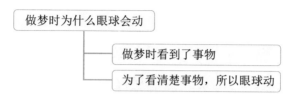

典型案例	张某，24 岁，工作辛苦，每天晚上睡觉做梦，做梦时眼球快速运动，醒后记忆清晰
做梦时为什么眼球会动	正常人在清醒的时候，眼睛看到事物时，脑电图能在大脑的视觉中枢捕捉到一个特殊的波形，称为"λ波"
	当闭上眼睛后，即使眼球运动也记录不到这个 λ 波，所以 λ 波被认为是眼睛看到事物时才出现的电信号
	在快波睡眠中，虽然人的眼睛是闭着的，但是在眼球快速运动时记录到了清晰的 λ 波
结语	在快波睡眠中，当眼球快速运动时，人们确实在看事物，这些事物很可能是梦中的事物

25. 做梦都有哪些感觉

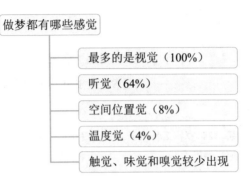

典型案例	李某，54 岁，退休，每天晚上睡觉做梦，做梦时眼球快速运动，醒后记忆清晰，但是很少有疼痛的感觉
做梦的感觉	最多的是视觉（100%）
	听觉（64%）
	空间位置觉（8%）
	温度觉（4%）
	触觉、味觉和嗅觉较少出现
结语	梦中的感觉常生动而具体，几乎所有的梦都以眼睛所看到的一切为最基本的表现形式。科学家根据梦中的内容推测梦境是一个独立的状态，而不仅是白天体验的简单重复

26. 为什么有的梦记得住而有的梦记不住

为什么有的梦记得住而有的梦记不住

梦之间存在相互干扰

这是一种动机性遗忘现象

认为做梦是在短期内完成的，在性质上属于短期记忆

梦中的人记忆细胞的活性最低

典型案例	王某，43 岁，工人，每晚 10 点睡觉，多梦，但有时候能记住梦的内容，有时候记不住
为什么有的梦记得住而有的梦记不住	第一种看法认为梦之间存在相互干扰，新做的梦常干扰前面做过的梦，虽然一整夜有数个梦，但清晨醒来往往只记得醒来之前的最后一个梦
	第二种看法认为这是一种动机性遗忘现象，由于梦中出现了令人不愉快、担心和恐惧的事物，人们常不愿意去回忆
	第三种看法是基于认知心理学上的观点，有学者认为做梦是在短期内完成的，在性质上属于短期记忆，而短期记忆如果不能及时复习或输入长期记忆中去加以存储，自然会很快被遗忘
	第四种看法认为在梦中，人的记忆细胞的活性最低，所以很容易遗忘梦中的事情
结语	科学家们认为，大约有 95% 的梦境是被完全遗忘了。也有一些人认为，能很生动、很形象地描述自己每晚做梦，甚至去联想或当作事实，但这影响和干扰了自己的睡眠。以上看法或多或少都有一定道理，但到底哪个更符合实际情况，要靠大家自己去分析评价了

27. 不做梦是否睡眠质量就好

```
不做梦是否睡眠质量就好
        ├── 正常的梦境活动是保证我们机体正常
        │   活力的重要因素之一
        └── 无梦的睡眠常是大脑受损或者患病的
            征兆
```

典型案例	张某，78岁，退休，患有老年痴呆症，很少做梦，身体状况越来越差
不做梦是否睡眠质量就好	如果整晚无梦，会导致人体出现一系列的生理异常，如血压、脉搏、体温及皮肤的电反应能力均有升高的趋势。同时，还会出现不良的心理反应，如焦虑、紧张、易怒、幻觉、记忆力下降和定向力障碍等
	无梦的睡眠常是大脑受损或者患病的征兆
	痴呆儿童的有梦睡眠少于正常儿童
	患慢性脑病的老年患者的有梦睡眠明显少于健康老年人
结语	长时间的无梦睡眠，应该引起我们的警惕。反之，如果长期噩梦连连，也是身体虚弱或患病的征兆

28. 为什么有人感觉整夜都在做梦

为什么有人感觉整夜都在做梦

做梦是人们在快波睡眠期的正常生理活动

睡眠期频繁醒来的人，每一次都可能是从梦中醒来，则会感觉自己整夜都在做梦

越接近睡眠的后期（凌晨以后），快波睡眠持续的时间越长，做梦的时间可能也会延长，因此，更容易记住的是最后一个梦

典型案例	李某，24 岁，每晚入睡后多梦，醒来后记忆清晰，第二天感觉乏力，精力不足，注意力下降
为什么有人感觉整夜都在做梦	我们每晚必然会做 3～5 个梦，这是一种再正常不过的睡眠生理现象
	当你在快波睡眠期醒过来，就有可能记得你所做的梦
	睡眠期频繁醒来的人，每一次都可能是从梦中醒来，则会感觉自己整夜都在做梦
	越接近睡眠的后期（凌晨以后），快波睡眠持续的时间越长，做梦的时间可能也会延长，因此，更容易记住的是最后一个梦
结语	有人说"我一闭上眼睛就做梦"，这种说法是不符合科学规律的。因为，我们人类是不能由清醒状态直接进入快波睡眠，必须先进入慢波睡眠然后再进入快波睡眠，慢波睡眠的过程是睡眠由浅入深的过程，给了我们相对充分的睡眠时间，因此也就不存在"我一闭上眼睛就做梦"的情况

29. 睡眠少会影响儿童的生长发育吗

睡眠少会影响儿童的生长发育吗

慢波睡眠期，垂体的各种促激素分泌都增多，尤其是生长激素

生长激素是一种与人的生长和发育密切相关的重要激素

典型案例	赵某，10 岁，平时睡眠较少，身材矮小，发育缓慢，营养不良，学习成绩较差
睡眠少会影响儿童的生长发育吗	慢波睡眠期，垂体的各种促激素分泌都增多，尤其是生长激素
	生长激素是一种与人的生长和发育密切相关的重要激素
	生长激素促进儿童的生长作用，显然与睡眠对身体功能的恢复有关
结语	儿童每天保证充足的睡眠或一定的睡眠时间是非常重要的

30. 睡眠可以改善记忆吗

```
┌─────────────────────┐
│   睡眠可以改善记忆吗   │
└─────────────────────┘
        │
        ├──┤ 只有充足的睡眠才能保持良好的记忆力 │
        │
        ├──┤ 睡眠不足可能引起神经衰弱，导致记忆力下降 │
        │
        ├──┤ 在睡眠期间进入大脑的外界刺激减少，使原先记住的东西能很快保存 │
        │
        └──┤ 快波睡眠中做梦也是记忆信息的再现，对信息进行重新处理，可能形成新的神经联系，提高学习和记忆效果 │
```

典型案例	李某，26 岁，教师，最近工作繁忙，睡眠较少，白天工作时，记忆力下降，精神状态差
睡眠可以改善记忆吗	只有充足的睡眠才能保持良好的记忆力
	睡眠不足可以引起神经衰弱，导致记忆力下降
	在睡眠期间进入大脑的外界刺激减少，使原先记住的东西能很快保存
	快波睡眠中的做梦也是记忆信息的再现，对信息进行重新处理，可能形成新的神经联系，提高学习和记忆效果
结语	科学家认为，快波睡眠与幼年动物的神经系统发育密切相关。快波睡眠可能是建立新的神经联系的重要时间段，从而促进和巩固记忆活动

31. 睡眠少影响免疫功能吗

```
┌─────────────────────┐
│ 睡眠少影响免疫功能吗 │
└─────────────────────┘
         │
         ├──┌──────────────────────────────────┐
         │  │ 动物冬眠时各个脏器的功能都处于深  │
         │  │ 度的抑制状态，影响了病菌在其体内  │
         │  │ 的感染性免疫应答                  │
         │  └──────────────────────────────────┘
         │
         ├──┌──────────────────────────────────┐
         │  │ 较小剂量的睡眠药物（如苯巴比妥）  │
         │  │ 也同样能抑制感染性免疫反应        │
         │  └──────────────────────────────────┘
         │
         └──┌──────────────────────────────────┐
            │ 细菌和病毒等病原微生物侵犯机体    │
            │ 后，一方面激活了机体的免疫功能，  │
            │ 另一方面又促进了睡眠              │
            └──────────────────────────────────┘
```

典型案例	李某，36岁，经理，工作繁忙，睡眠较少，记忆力下降，精神状态差，抵抗力差，容易感冒
睡眠少影响免疫功能吗	动物冬眠时各个脏器的功能都处于深度的抑制状态,影响了病菌在其体内的感染性免疫应答
	较小剂量的睡眠药物（如苯巴比妥）也同样能抑制感染性免疫反应
	细菌和病毒等病原微生物侵犯机体后，一方面激活了机体的免疫功能，另一方面又促进了睡眠
结语	睡眠中，免疫功能会出现与睡眠相关的规律性的变化，免疫调节物质在中枢神经系统的含量也随着睡眠过程而发生变化。相反，睡眠障碍也可以导致机体的免疫功能异常而致病

32. 睡眠少是不是老化的标志

```
┌─────────────────────────┐
│ 睡眠少是不是老化的标志        │
└─────────────────────────┘
    │
    │   ┌─────────────────────────────┐
    ├───│ 睡眠少最为重要的后果是健康明显受损    │
    │   └─────────────────────────────┘
    │   ┌─────────────────────────────┐
    ├───│ 从外表上看，皮肤变得晦暗无光，皱      │
    │   │ 纹和白发增多等                │
    │   └─────────────────────────────┘
    │   ┌─────────────────────────────┐
    └───│ 动物实验已经证实长期的慢性失眠确      │
        │ 实加速整个机体的老化过程          │
        └─────────────────────────────┘
```

典型案例	李某，42 岁，护士，每周上两次夜班，记忆力下降，精神状态差，皮肤晦暗无光泽，皱纹明显增多，白发增多
睡眠少是不是老化的标志	睡眠少最为严重的后果是健康明显受损
	从外表上看，皮肤变得晦暗无光，皱纹和白发增多等
	动物实验已经证实长期的慢性失眠确实加速整个机体的老化过程
结语	因此，如果你想青春常驻，就需要保证良好的睡眠。那么，怎样保持良好的睡眠呢？首先，要保证睡眠的时间充足；其次，要保证睡眠的质量，而睡眠质量的好坏又与良好的睡眠习惯密切相关。良好的睡眠能让我们达到醒后全身放松、头脑清醒、精神饱满、精力充沛的状态

33. 睡眠可以美容健体吗

良好的睡眠能起到美容健体的作用

睡眠时皮肤毛细血管开放，给皮肤补充充足的营养和氧气，促进皮肤的血液循环

睡眠时人体分泌的生长激素增加，促进皮肤的修复和新生，保护皮肤的细腻和弹性，能起到预防和延缓皮肤衰老的作用

睡眠时人体抗衰老酶的活性更高，能更有效地清除体内促发衰老的因子，保持皮肤的年轻状态

典型案例	李某，64岁，退休，每天10点按时睡觉，早晨6点起床，然后健身运动，睡眠质量好，皮肤有光泽，头发乌黑，精神十足
良好的睡眠能起到美容健体的作用	睡眠时皮肤毛细血管开放，给皮肤补充充足的营养和氧气，促进皮肤的血液循环
	睡眠时人体分泌的生长激素增加，促进皮肤的修复和新生，保护皮肤的细腻和弹性，能起到预防和延缓皮肤衰老的作用
	睡眠时人体抗衰老酶的活性更高，能更有效地清除体内促发衰老的因子，保持皮肤的年轻状态
结语	良好的睡眠能起到美容的作用。如果一个人不注意养成良好的睡眠习惯，不重视睡眠的美容作用，那么要保持容颜不老就是一句空话。因此，充沛的睡眠是美容的必备前提，它可以使人精力充足、容光焕发，再好的化妆品都是无法与之相比的

34. 哪种睡姿最健康

健康的睡姿

- 不同的人应该选择不同的睡姿
- 有心脏疾病的人，最好取右侧卧位
- 心力衰竭和哮喘发作的患者，宜取半坐位和高枕位
- 有胸腔积液的患者，应该取病侧卧位
- 双下肢水肿的患者，睡眠时可以把双下肢抬高
- 脑出血或有颅内压升高的人，采用头高脚低的体位睡眠
- 肺部疾病的人除了应该抬高头位外，还应该经常改变体位，以利于排痰
- 饱餐后或患有肝病的人，右侧卧位较为适宜
- 四肢疼痛的人，可采取相对避免疼痛的姿势

典型案例	孙某，73 岁，冠心病患者，医生建议采取右侧卧位睡眠，避免心脏受压而增加发病的概率
健康的睡姿	有心脏疾患的人，最好取右侧卧位，避免心脏受压而增加发病的概率
	心力衰竭和哮喘发作的患者，宜取半坐位和高枕位，这样的体位可以使一部分血液因重力作用，至腹腔和下肢的静脉内，回心血量减少，减轻肺充血，进而减轻呼吸困难的症状。坐位时膈肌下降，肺活量增加，也能减轻呼吸困难的症状
	有胸腔积液的患者，应该取病侧卧位，这样就不会妨碍健侧肺的呼吸功能
	双下肢水肿的患者，睡眠时可以把双下肢抬高，以利于血液循环，减轻下肢水肿症状
	脑出血或有颅内压升高的人，应适当垫高头位，采用头高脚低的体位睡眠
	肺部疾病的人除了应该抬高头位外，还应该经常改变体位，以利于排痰
	饱餐后或患有肝病的人，右侧卧位较为适宜，有利于胃内容物排入肠道，加强对食物的消化和营养物质的吸收，有利于血液回流肝脏
	四肢疼痛的人，应避免睡眠时压迫痛处，可采取相对避免疼痛的姿势
结语	因此，无论正常人或患者都应该选择舒适或有利于病情的体位，这样才能保证良好的睡眠

35. 孕妇该选择怎样的睡姿

孕妇睡姿的选择

孕妇睡眠姿势的选择主要考虑孕妇的生理状况和胎儿生长发育的要求

正常情况下，孕妇应该选择左侧卧位，特别是妊娠中、晚期的孕妇

典型案例	孙某，26 岁，妊娠 18 周，医生建议左侧卧位睡眠，避免右侧肾盂积水和肾盂肾炎，并且有益于胎儿发育
孕妇睡姿的选择	孕妇睡眠姿势的选择主要考虑孕妇的生理状况和胎儿生长发育的要求
	正常情况下，孕妇应该选择左侧卧位，特别是妊娠中、晚期的孕妇
	因为 80%的妊娠中、晚期孕妇的子宫是呈右旋倾斜位的，常使右侧输尿管受压，易发生尿潴留，长期可致右侧肾盂积水和肾盂肾炎
	右侧卧位可压迫下腔静脉，影响血液回流，从而影响胎儿的生长发育
	孕妇仰卧位时，增大的子宫可直接压迫腹主动脉，使子宫供血量骤然减少，严重时能影响胎儿的发育和大脑功能，还能影响盆腔的血液循环
	俯卧位同样不适合孕妇，因为其直接压迫胎儿，影响胎儿的发育，严重时能导致流产
结语	由此可见，左侧卧位既符合孕妇的生理状况，也有利于胎儿的生长和发育，是孕妇睡眠的最佳姿势

病　因　篇

36. 什么是失眠

```
失眠的定义
    ├── 失眠是指患者对睡眠时间和（或）质量不满足
    └── 并且影响白天社会功能的一种主观体验
```

典型案例		李某，28 岁，每晚入睡困难，清晨易醒，白天疲劳乏力，精力和体力下降，记忆力减退，工作状态差
失眠	症状标准	包括入睡困难（入睡时间超过 30 分钟）、睡眠维持障碍（夜间觉醒次数超过 3 次或凌晨早醒）、再次入睡困难、多梦和睡眠质量下降等。第二天醒来后出现疲乏无力、白天警觉性降低、精力和体力下降、记忆力减退、反应能力和行为情绪等多方面的功能障碍
		具有失眠和极度关注失眠结果的优势观念。失眠是一种常见的睡眠问题，长期失眠状态也称为慢性睡眠剥夺
结语		失眠的发病率有随年龄的增长而增加的趋势，而且病程有迁延或者复发的趋势

37. 什么是入睡困难

入睡困难的定义

卧床后迟迟难以入睡

在床上翻来覆去，超过30分钟仍无法进入睡眠状态

次日白天无精打采，注意力不集中，头晕、头痛，影响正常工作和学习，持续15天以上

典型案例	孙某，38 岁，每晚卧床后，翻来覆去，难以入睡，次日疲劳乏力，精力和体力下降，头晕，记忆力减退，工作状态差
入睡困难的定义	卧床后迟迟难以入睡
	在床上翻来覆去，超过 30 分钟仍无法进入睡眠状态
	次日白天无精打采，注意力不集中，头晕、头痛，影响正常工作和学习，持续 15 天以上
结语	偶尔因为一些原因，卧床后迟迟不能进入睡眠状态，原因消除后，入睡状态即改善，这也属正常现象

38. 什么是早醒

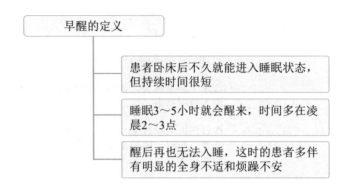

典型案例	王某，58 岁，每晚入睡后，3～5 小时就会醒来，醒后难以再次入睡，次日疲劳乏力，精力和体力下降，心情烦躁，工作状态差
早醒的定义	患者卧床后不久就能进入睡眠状态，但持续时间很短
	睡眠 3～5 小时就会醒来，时间多在凌晨 2～3 点
	醒后再也无法入睡，这时的患者多伴有明显的全身不适和烦躁不安
结语	早醒也是睡眠障碍的一种表现，在药物的选择上与入睡困难有所不同

39. 什么是睡眠时间不足

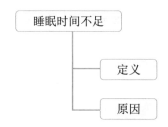

典型案例		周某，23 岁，大学生，经常失眠，每晚 1 点睡，早晨 5 点半醒，醒后难以入睡，次日疲劳乏力，精力和体力下降，心情烦躁
睡眠时间不足	定义	一般将成年人每天睡眠时间少于 5 小时定义为睡眠时间不足
	原因	因为工作、生活及环境的改变，如短时出差、临时加班等，没有保证充足的睡眠时间
		另一种则是由于睡眠障碍，如难以入睡、早醒或睡眠过浅、反复觉醒，造成实际睡眠时间少于 5 小时而出现睡眠时间不足
结语		睡眠时间不足，必定会影响白天的工作、生活，使大脑处于疲劳状态，可出现心烦意乱、工作能力下降、注意力不集中等情况，或者出现头痛、头晕、恶心等症状

40. 什么是易醒和多梦

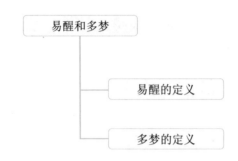

典型案例		王某，33 岁，工人，每晚 11 点睡，多梦，易醒，次日疲劳乏力，精力和体力下降，心情烦躁
易醒和多梦	易醒	易醒是指患者睡眠多处于慢波睡眠的第 3 期和第 4 期，对环境以及声音等的改变，大部分都在大脑中有所反应，绝大多数被大脑所记忆，患者身体会处于似睡非睡状态。白天醒来后，患者仍觉得有一种疲劳的感觉，全身疲乏无力，非常不舒服
	多梦	多梦是指每天夜晚只要入睡，就会做梦，梦境连绵，噩梦不断，患者难以摆脱。白天觉醒状态时，患者也处于疲劳状态，甚至影响工作和学习
结语		健康人每天晚上都会做梦，健康者睡眠的效果良好，可以达到使精神和躯体休息的目的，白天不会因为做梦多而造成疲劳，甚至影响工作

41. 睡眠颠倒是怎么回事

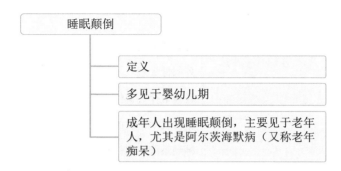

典型案例	王某，68 岁，退休，患有阿尔茨海默病，每晚睡不着，失眠，白天犯困，昏昏欲睡	
睡眠颠倒	定义	睡眠颠倒是指白天睡眠、夜晚不睡或少睡，是一种昼夜节律紊乱现象
	多见于婴幼儿期	婴幼儿由于各种原因造成白天睡眠过多，到了夜晚却迟迟不睡，呈现哭闹、受惊状态，称为睡眠颠倒
	成年人出现睡眠颠倒	这些人白天昏昏欲睡，夜间吵闹不休，行为紊乱，昼夜颠倒
结语	矫正睡眠颠倒，首先要减少白天睡眠时间，白天不睡或少睡，增加身体的疲劳度，夜晚睡眠就会相应地有所改善；或者夜间应用催眠药物或抗精神病药物，调整睡眠节律，坚持一段时间后，睡眠颠倒会逐渐好转	

42. 失眠的常见原因是什么

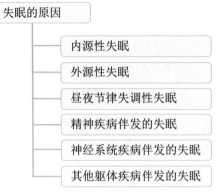

典型案例	王某，35 岁，工人，近期因为连续上夜班，导致睡眠颠倒。目前，失眠严重，难以入睡，易醒	
失眠的原因	内源性失眠	包括心理生理性、主观性、创伤、慢性阻塞型睡眠呼吸暂停综合征、中枢型睡眠呼吸暂停综合征、不宁腿综合征、周期性肢体运动障碍和中枢性肺泡低通气综合征等
	外源性失眠	包括睡眠卫生习惯不良、环境性、高原性、睡眠不足、强制性入睡、入睡相关性障碍、食物过敏、夜间进餐、催眠药物依赖等
	昼夜节律失调性失眠	包括时差改变、倒班工作、睡眠觉醒节律紊乱、睡眠时相延迟或提前和非 24 小时睡眠觉醒等
	精神疾病伴发的失眠	包括情感障碍、焦虑、人格障碍、躯体化障碍和精神分裂症等
	神经系统疾病伴发的失眠	包括痴呆、帕金森病、睡眠相关性头痛、癫痫和致命性家族性失眠症等
	其他躯体疾病伴发的失眠	包括心绞痛、慢性阻塞性肺疾病、哮喘、胃食管反流、消化性溃疡、癌症、慢性肝（肾）功能不全、甲状腺功能异常、艾滋病等
结语	导致失眠的原因多种多样，大致可分为以上 6 个方面	

43. 失眠与精神疾病的关系是什么

```
失眠与精神疾病的关系
    ├─ 失眠既是症状又是疾病
    ├─ 失眠可能是多种精神疾病的早期标志
    ├─ 也是多种精神疾病的诊断标准之一
    └─ 与正常人群相比，失眠在精神病患者
       中的发生率上升了3倍
```

典型案例	孙某，女，43 岁，员工，失眠严重，难以入睡，多梦，易醒，并且患有轻度抑郁症，情绪难以控制
失眠与精神疾病的关系	失眠既是症状又是疾病
	它可能是多种精神疾病的早期标志，如抑郁症、焦虑状态和酒精滥用
	它也是多种精神疾病的诊断标准之一
	与正常人群相比，失眠在精神病患者中的发病率上升了 3 倍
结语	长期失眠患者发生抑郁的危险显著增加，两者相互影响，恶性循环。因此，伴有精神疾病的失眠治疗优先选择抗抑郁治疗，联合使用催眠药物

44. 环境与失眠有关吗

环境与失眠

环境导致的失眠为外源性失眠

典型案例	吴某，女，43 岁，经理，因搬家后附近街道比较吵，而导致失眠，难以入睡，多梦，易醒
环境与失眠	新装修的房屋及室内的地毯、家具等发出的异味，室内弥漫的香烟味，燃烧不充分的煤气味等都常让人不能安睡
	室内绿色植物夜间会消耗氧气，鲜花的味道也能干扰我们的睡眠
	在高压电线或变电站附近居住的居民，由于会受到高频电离电磁辐射的影响，也可能出现失眠
	卧室的光线过于明亮，室内温度过高或过低
	噪声大，通风不良，同睡者的鼾声或频繁翻身
	照顾婴幼儿、患者；陪伴或看护危重患者等
	住院患者的失眠与环境因素密切相关
结语	在环境因素导致的失眠患者中，外在因素占着主要地位，老年人和婴幼儿对环境因素的改变较青年人更为敏感。此外，较为单调而机械的工作常导致环境性失眠增多

45. 声音和光亮度与失眠有关吗

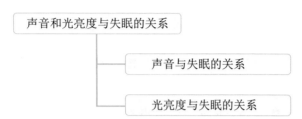

典型案例		冯某，女，33岁，教师，因附近商场装修，夜间工作，吵得难以入睡，导致白天工作状态较差
环境与失眠	声音与失眠	超过70dB的声音，就会导致人们无法入睡而觉醒
		在特别安静甚至可以隐约听到自己心跳声的环境中，人们也是很难入睡的
	光亮度与失眠	在光线较暗的环境中比较容易入睡
		有一些人会对黑暗的环境产生不安全感，可以采用在卧室中开一盏小灯的办法帮助睡眠
		如果同眠者的睡眠时间与你不同，无法在你睡眠的时间降低光亮度，可以通过戴眼罩的方法阻挡光线
结语		睡眠环境中可以有较规律的低分贝（小于50dB）背景声音，如电风扇、空调的声音，尽量避免出现突然的高分贝声音的干扰。长期工作、生活在明亮环境中，可能出现头晕、心悸、情绪不稳甚至失眠，这是因为明亮的光线可以改变我们大脑的"生物钟"

46. 枕头与失眠有关吗

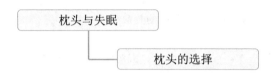

典型案例	李某，女，36岁，因工作出差，宾馆的枕头太高，第二天醒后，落枕，颈肩疼痛，颈部活动不利
枕头的选择	选择适宜的枕头
	天然羽毛填充的枕头虽然价格稍贵，但软硬度适中，而且经久耐用
	用谷皮与壳（如荞麦皮）填充的枕头，只要大小合适，也是一种好的选择
	应该经常翻晒，避免发霉变质
	长时间使用的枕头，弹性会逐渐变差，应在适当的时候加以更换
	枕头的高度应该和使用者的肩高（约10cm）一样。否则会造成颈部过度的屈曲，不利于颈椎的生理曲度
结语	如果睡觉醒来，常有"落枕"现象，应该考虑换用较为舒适的枕头

47. 床铺、睡衣等与失眠有关吗

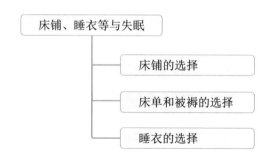

典型案例		魏某，23 岁，因床铺太软，每天睡醒后，腰酸背疼，换了一个软硬适中的床垫后，腰酸背疼得到改善
床铺、睡衣等与失眠	床铺应考虑到软硬度、弹性和透气性等因素	应先试坐在床垫上，然后起身看床垫刚刚坐的位置是否出现下陷，下陷则表示床垫太软。平躺在床上时，尝试将手掌插入床垫和腰之间的缝隙，如果手能轻易在缝隙中穿插就表示床垫太硬，如果手掌紧贴缝隙，就表示软硬适中
		若是选择双人床，最好带同伴一起测试。较重的人可在床垫上翻身，看床垫摇动是否会影响到另一方
		至于水床、磁床等其他材质的床垫是否有促进睡眠或者益于身心的功效，目前尚未被证实
	床单和被褥的选择	床单和被褥应该选择自己喜欢的颜色和样式
		同时不能忽视保暖，应具有透气好、重量轻、易清洁等特性
		也应考虑不同季节对床单和被褥的需求。棉质、天然丝和羽毛等材质是较好的选择。夏季选用亚麻材质的床上用品会更加凉爽舒适
	睡衣的选择	睡衣应考虑舒适性和吸汗性
结语		床铺、床单和被褥、睡衣都应根据自身情况进行选择，同时，应考虑季节性等因素

48. 酒精与失眠有关吗

```
┌─────────────────┐
│   酒精与失眠      │
└─────────────────┘
    ├─ 饮酒有一定的催眠效果
    ├─ 醉酒状态会影响脑干的呼吸中枢，加重打
    │  鼾等症状，严重者甚至因呼吸抑制而死亡
    └─ 饮酒也会导致失眠
```

典型案例		蒋某，32岁，平日经常酗酒，酒后立刻会睡觉，但是早晨2～3点会醒，口干，难以入睡，次日精神状态差
酒精与失眠	饮酒有一定的催眠效果	少量的酒精能对大脑皮层起到轻度麻醉作用，使人暂时忘掉烦恼，改善血液循环，这时人很容易入睡，说明饮酒有一定的催眠效果。因此，很多人习惯睡前饮一杯白酒或葡萄酒
		有的人为了达到催眠效果而加大饮酒量，进入醉酒状态，从而影响脑干的呼吸中枢，加重打鼾等症状，严重者甚至会因呼吸抑制而死亡
	饮酒也会导致失眠	蒋某，喝酒后迷迷糊糊地入睡，常在凌晨2～3时早早地醒来，再也无法入睡，严重影响后半夜的睡眠，以至于次日清晨起床后头脑不清醒，感觉睡眠不足
		这是因为在人体入睡后，乙醇仍在体内代谢，并激活交感神经系统，导致人体警觉性升高、易唤醒、深睡眠期缩短、多梦和头痛等，这说明饮酒会导致失眠
结语		如果喝酒成瘾可以损害脑细胞，造成慢性失眠。对于有睡眠呼吸暂停综合征的人，饮酒可以加重打鼾，应该选择戒酒。总之，酒不是催眠剂，饮用应适量

49. 吸烟与失眠关系大吗

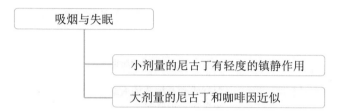

典型案例	沈某，54岁，吸烟史30年，喜欢睡前吸烟，经常失眠，难以入睡，戒烟后，失眠好转
吸烟与失眠	小剂量的尼古丁有轻度的镇静作用
	大剂量的尼古丁和咖啡因近似，有兴奋作用，同时增加人体警觉性
结语	临床观察发现，慢性吸烟者发生入睡困难的比率高于不吸烟人群，吸烟量大的人在半夜可能由于戒断症状而觉醒，说明吸烟确实能导致失眠。尤其睡前最好不要吸烟

50. 饮茶和咖啡与失眠有关系吗

```
茶和咖啡与失眠
    │
    ├── 饮茶、喝咖啡影响睡眠
    │
    └── 对咖啡和茶敏感的人最好下午4点以后避
        免饮用茶或咖啡
```

典型案例	冯某，24 岁，喜欢下午喝咖啡，喝完咖啡精神十足，但是晚上失眠，难以入睡，遂建议下午不要喝咖啡，失眠好转
饮茶和咖啡影响睡眠	由于茶和咖啡中的咖啡因或茶碱能够兴奋大脑皮层，刺激脑干的网状上行激活系统
	对咖啡和茶敏感的人最好下午 4 点以后避免饮用茶或咖啡
	也有一部分人入睡前饮用茶或咖啡，照样能安睡，如果不喝可能还睡不好
结语	建议失眠者，尽量减少夜间饮茶或者不要饮浓茶

51. 饮食与失眠有关吗

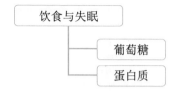

典型案例	王某，19 岁，喜欢吃甜食，尤其是晚上 11 点还要加餐，导致睡眠质量差，第二天精神状态差，并且身体越来越胖，内分泌紊乱	
饮食与失眠	葡萄糖	葡萄糖进入血液后会刺激胰腺分泌胰岛素，胰岛素作用于胰岛素受体，最终使慢波睡眠比率增加
	蛋白质	在慢波睡眠期，生长激素分泌增加，体内蛋白质合成增加，进而使生长抑素分泌增加，使快速眼动睡眠期增加，说明蛋白质也参与睡眠过程
结语	葡萄糖和蛋白质均能促进睡眠。科学家发现，白天食用富含蛋白质的食物，有助于保持体力和清醒的状态，而晚上应以糖类含量高的食物为主，但避免饱餐。牛奶虽然有帮助睡眠的作用，但是因为它不易被快速消化，睡前饮用可能会干扰入睡	

52. 运动与失眠有关吗

```
┌─────────────────┐
│   运动与失眠      │
└────┬────────────┘
     │    ┌──────────────────────────────────┐
     ├────│  适当的运动能改善睡眠              │
     │    └──────────────────────────────────┘
     │    ┌──────────────────────────────────┐
     └────│  应该避免傍晚以后的运动，尤其临睡前 │
          │  2小时内的运动                    │
          └──────────────────────────────────┘
```

典型案例	李某，34 岁，习惯睡前健身，导致精神兴奋，心跳加快，难以入睡，改掉这个习惯后，睡眠质量好转
运动与 失眠	适当的运动能改善睡眠，每天进行一些规律的运动有助于提高睡眠质量
	应该避免傍晚以后的运动，尤其临睡前 2 小时内的运动，睡前运动容易导致交感神经兴奋性增加，心跳加快，体温升高，进而影响入睡
结语	运动要适量，睡前不运动

53. 性生活与失眠有关吗

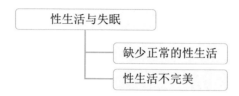

典型案例	李某，42 岁，离异，一个人生活，由于没有正常的性生活，导致经常烦躁不安，失眠
性生活 与失眠	如果一个人正处于性欲旺盛时期而又长时间得不到性的释放，神经系统会处于高度的亢奋状态，常出现焦躁不安、失眠等，这种现象在女性可能表现得更为明显
	心理学专家已经指出，缺少正常的性生活或者性生活不完美是女性失眠的主要原因之一
结语	完美的性生活能促进睡眠，是由于热情奔放的性行为过后，全身肌肉放松，心灵在愉悦后得到极大的满足，能很好地缓解焦躁和失眠

症状篇

54. 失眠有哪些表现

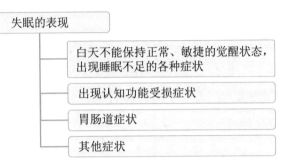

典型案例	王某，43 岁，每晚入睡困难，失眠，白天疲劳乏力，瞌睡，精力和体力下降，脾气急躁，记忆力减退，工作状态差	
失眠的表现	白天不能保持正常、敏捷的觉醒状态，出现睡眠不足的各种症状	如早晨起床后无清醒感，白天头晕、疲乏，脾气急躁、易怒，总是觉得无力或频繁的瞌睡
	出现认知功能受损症状	如工作及学习能力下降、记忆力减退、注意力不能集中等
	胃肠道症状	表现为食欲差、消化不良、腹部饱胀感等
	其他症状	还可以出现头痛、肢体或面部麻木、呼吸困难、心慌、血压波动、多汗和月经不调等
结语	这些临床症状极大地影响白天的工作和生活，并且增加事故和差错的发生率。失眠患者常会为自己的病情过分担忧，将自己的病情和几件印象较深的烦心事挂在嘴边，不能忘怀，致使自己长期处于抑郁、焦虑和烦恼中不能自拔。其实，最影响健康的不是不能入睡，而是焦虑，慢性失眠伴发抑郁性情感障碍或其他躯体性疾病，由此导致恶性循环则更为可怕	

55. 失眠的分级标准是什么

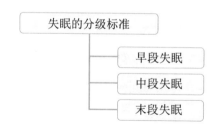

典型案例	张某，35 岁，每晚卧床 1 小时不能入睡，睡着后，多梦，睡眠质量差，白天疲劳乏力，瞌睡，记忆力减退，注意力不能集中	
失眠的分级标准	早段失眠	卧床超过 30 分钟不能入睡
	中段失眠	睡觉中间醒来，卧床超过 30 分钟不能入睡
	末段失眠	早醒比平时提早 30 分钟，并持续存在
结语	失眠的三段分级标准：早段失眠，中段失眠，末段失眠	

56. 什么是习得性失眠

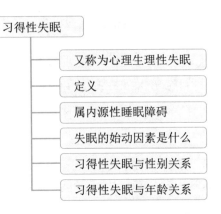

习得性失眠
- 又称为心理生理性失眠
- 定义
- 属内源性睡眠障碍
- 失眠的始动因素是什么
- 习得性失眠与性别关系
- 习得性失眠与年龄关系

典型案例	张某，女，36 岁，平时总是刻意关注自己的睡眠，每晚都是很努力地入睡，但是总是睡不着，心理压力大，导致失眠越来越严重
习得性 失眠	习得性失眠又称为心理生理性失眠
	是指患者过分关注自己的睡眠问题而引起的一种失眠类型
	属内源性睡眠障碍
	患者内在的因素（试图入睡的意图）是失眠的始动因素
	习得性失眠患者中女性多于男性
	始于青年，至中年期逐渐增多，很少见于少年儿童
结语	习得性失眠可由任何原因引起，这些人常敏感于任何事物，失眠前的睡眠已经处于边缘状态，由偶尔的睡眠较差逐渐演变，童年时代父母对于患者睡眠的过度关注也可成为一种易感因素

57. 习得性失眠有哪些临床表现

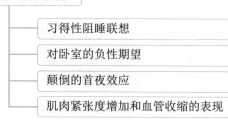

习得性失眠的临床表现
习得性阻睡联想
对卧室的负性期望
颠倒的首夜效应
肌肉紧张度增加和血管收缩的表现

典型案例	杨某，女，45 岁，每到睡眠时，就感觉焦躁，紧张，越是想入睡，就越激动，越是睡不着	
习得性失眠	习得性阻睡联想	这是患者过分关注自身睡眠问题产生的结果。患者常常是越接近睡眠时间越紧张、焦躁，在不能很快入睡时，会尽力迫使自己入睡，结果是不但睡不着，反而更加兴奋和焦躁，最终形成恶性循环，越想入睡，就越激动、越不能入睡，严重破坏了入睡能力
	对卧室的负性期望	卧室成为失眠的外在因素，只要在卧室中睡觉就失眠。而当患者改变环境（如坐车、看电视等），没有刻意入睡的意念时，就可以轻松入睡
	颠倒的首夜效应	正常睡眠的人一般在陌生环境中的第一个晚上睡眠较差，但习得性失眠患者在家里经常失眠，到陌生的环境反而会睡得非常好
	肌肉紧张度增加和血管收缩的表现	手足冰冷、紧张性头痛等
结语	情绪低落、疼痛、入睡环境改变等引起的失眠也可能成为习得性失眠的促进因素。如果得不到适当治疗，习得性失眠可以持续相当长的时间，随着失眠时间的逐渐延长、恶性循环的形成，患者的失眠症状可能会越来越严重，伴随失眠的一些并发症也应运而生，如镇静催眠药的过量使用、酗酒、药物滥用等，会严重损害患者的健康	

58. 习得性失眠对健康有哪些影响

习得性失眠对健康的影响

病程可持续数十年

随着失眠时间的逐渐延长，失眠愈加严重

常需服用大剂量的镇静催眠药或酗酒以帮助入睡

典型案例	孙某，女，39 岁，失眠 6 年，每到睡眠时，就感觉焦躁、紧张，越是想入睡，就越是睡不着，需服用艾司唑仑才能入睡
习得性失眠对健康的影响	如果不及时给予有效治疗，习得性失眠的病程可持续数十年
	随着失眠时间的逐渐延长，患者的失眠症状愈加严重
	这些患者常服用大剂量的镇静催眠药或大量饮酒以帮助入睡
结语	也有患者因为精神紧张而经常应用一些中枢兴奋药物，导致药物依赖、药物滥用。这些行为常使患者的健康每况愈下

59. 什么是假性失眠

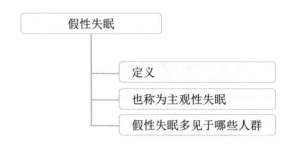

典型案例	赵某，女，44 岁，白天总是嗜睡，晚上失眠，但是多导睡眠图检查未见异常
假性失眠	指患者对自己的睡眠状态感知不良或者睡眠感觉缺失
	也称为主观性失眠
	假性失眠多见于成年女性
结语	患者虽然有失眠的主诉或者白天的嗜睡，但是本身不存在睡眠紊乱的客观证据（如多导睡眠图检查未见异常等）

60. 假性失眠有哪些表现

```
┌─────────────────────┐
│    假性失眠的表现     │
└─────────────────────┘
        │
        ├──┤ 患者的失眠主诉与客观检查不一致 │
        │
        ├──┤ 疲乏无力、注意力下降等 │
        │
        └──┤ 随着病情的逐渐加重，也可能出现情
              绪的改变 │
```

典型案例	赵某，女，44 岁，主诉失眠，白天嗜睡，疲劳，但多导睡眠图检查的睡眠潜伏期、睡眠持续时间和觉醒次数等客观指标完全正常
假性失眠的表现	患者常坚持认为自己的失眠确实存在，但多导睡眠图检查的睡眠潜伏期、睡眠持续时间和觉醒次数等客观指标完全正常
	白天疲乏无力、注意力下降等
	随着病情的逐渐加重，也可能出现情绪的改变，如焦虑或抑郁
结语	患者常使用镇静催眠药物，严重者可能发展为药物依赖

61. 终身失眠有哪些症状

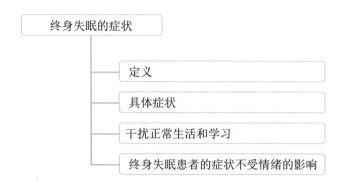

典型案例	吕某，12 岁，失眠，入睡困难，早醒，有家族遗传病史，白天常出现疲劳无力，注意力和记忆力减退，严重影响学习
终身失眠 的症状	终身失眠也称为"特发性失眠"
	一般是指从儿童期就出现的失眠，是一种终身都不能获得充足睡眠的一种特殊类型的失眠
	这种失眠的病因不明，可能是由于中枢神经系统对睡眠觉醒系统的调控异常。终身失眠非常少见，很多患者有家族病史
	表现为不能入睡、觉醒次数增加或者早醒等
	白天常出现疲劳无力，注意力和记忆力减退，严重干扰其生活和学习
	终身失眠患者的症状不受情绪的影响，多数患者已经习惯了这种长时间的睡眠不足，反而情绪非常稳定
结语	如果终身失眠患者同时存在不良的睡眠卫生习惯或者药物滥用等情况，那么他的临床表现可能更加复杂多变

62. 为什么会做噩梦

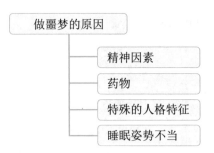

典型案例		朱某，17 岁，喜欢看恐怖电影，看完后常会做噩梦，导致睡眠质量比较差，白天精神状态不好
做噩梦的原因	精神因素	人在受到精神刺激或者经历异乎寻常的事情后非常容易做噩梦。一些儿童在入睡前看过惊险、恐怖的电视节目，可能做噩梦。成年人在遭受重大打击和精神创伤等情况后，可能在相当一段时间内做噩梦
	药物	一些提高中枢兴奋性的药物，如三环类抗抑郁药、中枢性降压药等可提高中枢神经系统的兴奋性而诱发噩梦
	特殊的人格特征	据调查，20%～40%做噩梦的人，存在各种人格障碍或精神分裂症状，而且，经常做噩梦的人可能更易患精神类疾病
	睡眠姿势不当	如果睡眠中手臂等压迫到胸口，也会做噩梦
结语		噩梦是指一种以恐怖不安或焦虑等为特征的梦境体验。醒后，当事人都能清楚地回忆出梦中情节。噩梦一般发生在快速眼动睡眠期（快波睡眠），由于后半夜快波睡眠所占比例高，噩梦在后半夜发生的概率更高

63. 打鼾会影响睡眠质量吗

```
┌─────────────────┐
│ 打鼾与睡眠质量 │
└────────┬────────┘
         │  ┌──────────────────────────┐
         ├──│ 打鼾本身并无多大的危险性 │
         │  └──────────────────────────┘
         │  ┌──────────────────────────┐
         └──│ 个别严重打鼾者可能是睡眠 │
            │ 呼吸暂停综合征的初始阶段 │
            └──────────────────────────┘
```

典型案例	赵某，48 岁，每天睡觉都会打鼾，影响睡眠，常有睡眠中憋醒的现象，睡眠质量严重下降，清晨有乏力、头痛、口干、无清醒感等表现，白天瞌睡增多	
打鼾会影响睡眠质量	打鼾本身并无多大的危险性	除干扰睡眠外，一般不会影响健康
	个别严重打鼾者可能是睡眠呼吸暂停综合征的初始阶段	这些人常会出现睡眠中憋醒现象，睡眠质量严重下降，清晨有乏力、头痛、口干、无清醒感等表现，白天瞌睡增多，久而久之，可能会并发严重的心、脑、肺等部位的疾病
结语	打鼾是指人入睡后由于上呼吸道狭窄、气流不畅、高速气流冲击振动舌根、软腭及喉头组织而发出的声响。大约 50% 的人睡眠时会打鼾，如同时饮酒，或应用精神安定药、催眠药、抗组胺类药物可加重打鼾。对于严重的打鼾患者，尤其白天瞌睡增多时，应及时到医院做睡眠监测，做鼻腔、口腔、软腭、咽喉以及颈部的检查，尽早治疗	

64. 心理因素导致的失眠有哪些临床表现

心理因素导致的失眠的临床表现

- 存在应激性因素和应激性反应
- 发生失眠前都存在明确的心理刺激
- 可以发生于任何年龄的人，女性多于男性
- 表现为入睡困难、早醒等
- 特别严重的患者其社会功能和工作能力可能受影响

典型案例	李某，23 岁，因毕业及找工作，心理压力突然增加，每晚失眠，很难入睡，白天瞌睡时间及次数增多，精神状态差，心情急躁
心理因素导致的失眠的临床表现	心理因素导致的失眠都存在应激性因素和应激性反应
	发生失眠前都存在明确的心理刺激，如亲友病重或死亡、面试、考试、工作变动或家庭出现矛盾等，多数患者都能明确认识产生应激的原因
	这种失眠可以发生于任何年龄的人，女性多于男性
	表现为入睡困难、早醒等，少数患者出现白天嗜睡，同时伴有明显的情绪变化
	特别严重的患者其社会功能和工作能力可能受影响，甚至在失眠发生后出现幻觉、妄想等急性的精神病症状
结语	这种心因性失眠持续时间多较短暂，并且随着个体对应激性因素的逐渐适应或应激性因素的逐渐去除，失眠逐渐缓解。如果应激事件突然发生，心因性失眠可能在应激事件发生后的数天内就出现，如果应激性因素持续存在，失眠症状可能会持续数月。大多数心因性失眠患者预后良好

65. 儿童失眠有哪些临床表现

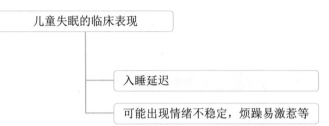

典型案例		黄某，5 岁，晚上不按时睡觉，故意拖延上床时间，导致睡眠时间不足，注意力不易集中，学习、记忆和反应力下降
儿童失眠的临床表现	入睡延迟	到了常规上床睡觉时间，儿童故意拖延或者拒绝上床，导致患儿入睡延迟，睡眠时间不足。如果照料者采用训斥、辱骂甚至殴打等强制性措施，患儿可能较快入睡。但是，如果照料者不采用强制性措施，患儿就不能入睡
	可能出现情绪不稳定，烦躁易激惹，注意力不易集中，学习、记忆和反应力下降等症状	
结语		大约 5%～10%的儿童会发生儿童期失眠，没有明显的性别差异，病程持续时间不定，随着患儿年龄逐渐增长和接受教育，儿童会逐渐认识到睡眠的重要性，睡眠会逐渐得到改善。多数患儿预后良好，但少数儿童会到成年后仍有强制性入睡的情况

66. 妇女的月经周期与失眠有关吗

```
妇女的月经周期与失眠
    ├── 妇女在排卵期间，睡眠时间减少
    └── 排卵结束进入月经期时，睡眠会增多
```

典型案例	徐某，女，26 岁，每到排卵期生理和心理活动都变得活跃，睡眠时间减少，也不觉得疲劳，到排卵结束进入月经期时，睡眠会增多，常有倦怠无力的感觉
妇女的 月经周期 与失眠	妇女在排卵期间，身体肌肉活动增强，睡眠受到抑制，睡眠时间减少，生理活动和心理活动都会变得活跃，这是人为了繁衍后代的生物学特质决定的，其目的是为了增加受孕机会
	排卵结束进入月经期时，睡眠会增多，同时人体常有倦怠无力的感觉
结语	妇女的月经周期与睡眠是有关的

67. 更年期更容易失眠吗

```
更年期更容易失眠吗
    │
    ├── 更年期女性内分泌功能明显减退
    │
    └── 容易出现抑郁或者焦躁等情绪改变，
        失眠是其中常见的症状
```

典型案例	李某，女，51 岁，近期月经不规律，心情容易烦躁，容易出汗，易疲劳，食不知味，失眠，多梦
更年期更容易失眠吗	更年期女性内分泌功能明显减退，机体趋向衰老，出现一系列平衡失调及神经系统不稳定症状
	由于内环境紊乱，机体对外环境的适应能力减弱，对出现的各种状况耐受性差，容易出现抑郁或者焦躁等情绪改变，失眠是其中常见的症状
结语	因此，更年期失眠的治疗，抗焦虑、抗抑郁药物的疗效可能更能持续

68. 老年人失眠的特点是什么

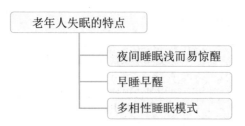

典型案例		张某，男，67 岁，睡眠浅而易醒，早醒，因为睡眠时间少，白天瞌睡增多，经常小睡
老年人失眠的特点	夜间睡眠浅而易惊醒	老年人的睡眠模式逐渐发生变化，表现为夜间睡眠浅而易惊醒，睡眠中出现多次短暂的唤醒和早醒，慢波睡眠第Ⅲ期、第Ⅳ期缩短或缺乏，睡眠效率下降
	早睡早醒	有些老年人出现睡眠时相提前，表现为早睡早醒
	多相性睡眠模式	即睡眠时间在昼夜之间重新分配，夜间睡眠减少，白天瞌睡增多，经常小睡，但在 24 小时中的总睡眠时间并不减少
结语		因为老年人的深睡眠时间减少、多梦，造成睡眠质量下降，所以老年人失眠比例高。对于老年人的失眠应积极寻找原因，对因治疗，不要简单地归咎于年龄。老年人机体各系统生理功能衰退，某些慢性疾病可能对睡眠产生影响

69. 为什么老年人看电视时容易睡着而上床却容易失眠

老年人看电视时容易睡着而上床却失眠

　　老年人睡眠的特点是睡眠-觉醒节律紊乱

　　夜间睡眠减少

典型案例	吴某，男，73 岁，白天看电视时候经常打盹，但是到了晚上上床后却难以入睡，睡着后易醒
老年人看电视时容易睡着而上床却失眠	老年入睡眠的特点是睡眠-觉醒节律紊乱，睡眠时间在一天的昼夜变化中重新分布，白天打盹增多，常有多次小睡
	夜间睡眠减少，睡眠变浅而且易醒，睡眠效率下降
结语	解决的办法是白天多运动，多晒太阳，因为运动可抵抗睡意，光线照射可使褪黑素分泌抑制，减少打盹次数

70. 什么是日落综合征

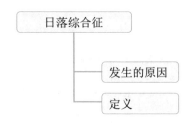

典型案例	胡某，女，76岁，由于腿部骨折，长期待在家中，很少出去，每当傍晚时候，就觉得出现幻觉，意识不清，躁动
日落综合征	日落综合征的发生与社会人口结构和家庭结构的变化有关
	由于老年人脑功能退化，且长时间局限在所居住的环境中，缺乏外在环境（特别是太阳光线）的刺激，当太阳落山光线变得晦暗时，患者可能出现幻觉、躁动及意识不清的现象，称为日落综合征
结语	日落综合征是意识水平降低的表现，应尽可能寻找原因，如是否存在痴呆，有无药物中毒、感染、电解质紊乱，是否突然停止饮酒或停用镇静催眠药。日落综合征的治疗包括遵守睡眠卫生的原则，限制白天小睡，在白天尽量让患者多暴露在阳光下（尤其是日出及日落时），维持夜间睡眠环境的稳定，不要经常变换睡眠场所，卧室内尽量使用光线柔和的灯光，必要时可服用抗精神病药物进行调节与控制

71. 食物过敏会引起失眠吗

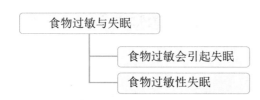

典型案例	张某，23 岁，公司聚会吃海鲜，吃完后皮肤过敏，皮肤瘙痒，晚上难以入睡，心情烦躁	
食物过敏 与失眠	食物过敏性 失眠	有些人在食用某种食物后会产生变态反应，引起入睡困难和易醒，医学上称为"食物过敏性失眠"
	在引起过敏的食物中，牛奶最为常见，其他食物如蛋类、鱼类、花生米等	
	食物过敏性失眠多发生于 2 岁以内的幼儿,从出生或者采用牛奶等人工喂养后发生	
结语	婴幼儿随着年龄的增长其失眠多自行缓解。多数患者预后好，但少数患者可能会因过敏导致支气管痉挛、喉头水肿等，甚至危及生命	

72. 镇静催眠药会引起失眠吗

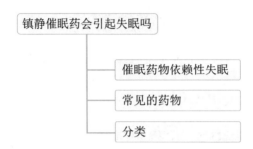

典型案例		李某，56 岁，长期失眠，需要吃镇静催眠药才能入睡，后突然停药，入睡困难，彻夜未眠
镇静催眠药与失眠	催眠药物依赖性失眠	长期服用镇静催眠药物产生耐受或者突然停药引起药物的戒断情况
	常见药物	常见的药物有苯二氮䓬类药物和苯巴比妥类药物
	分类	分为心理性依赖和生理性依赖两种
结语		催眠药物依赖性失眠常见于慢性失眠患者，以及同时存在紧张、焦虑或抑郁等症状的个体

73. 镇静催眠药引起的失眠有哪些表现

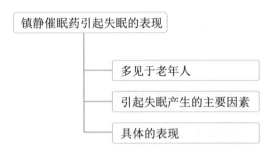

镇静催眠药引起失眠的表现

多见于老年人

引起失眠产生的主要因素

具体的表现

典型案例	胡某，65 岁，近期失眠，需吃镇静催眠药才能入睡，担心镇静催眠药的依赖性，遂突然停药，于是入睡困难，彻夜未眠
镇静催眠药引起失眠的表现	多见于老年人
	失眠发生前多有使用过镇静催眠药或突然中断使用镇静催眠药
	随着镇静催眠药剂量的逐渐加大，白天药物残留效应逐渐增强，出现白天睡眠增多、反应能力差、言语含糊、行动迟缓等症状
	很多患者是由于镇静催眠药物的使用不当造成失眠的
结语	患者常错误地以为白天的这些不适症状是由于夜间的失眠造成的，到处寻医问药，不断接受多种镇静催眠药的治疗。一方面由于患者存在各种心理刺激因素促发失眠，另一方面由于药物耐受性的产生，虽然不断增加镇静催眠药的剂量也不能获得满意的睡眠效果，一旦中断药物治疗又使失眠问题回到吃药前水平。由于再次失眠的主观感觉比未治疗前更差，使得患者反复使用镇静催眠药，摆脱不了镇静催眠药，病情反复，长久不愈

74. 兴奋剂引起的失眠有哪些表现

```
兴奋剂引起失眠的表现
    ├── 急性或慢性中毒和戒断症状
    ├── 既往存在精神疾病和人格障碍，更易
    │   发生兴奋剂相关的睡眠障碍
    └── 在服药间歇期会出现睡眠节律紊乱
```

典型案例	吕某，26 岁，因抑郁症，需服用苯丙胺，开始服药后，精神兴奋，入睡困难，多话
兴奋剂引起失眠的表现	兴奋剂的滥用可以引起急性或慢性中毒和戒断症状，失眠和睡眠紊乱是其中的主要症状之一
	对既往存在精神疾病和人格障碍的人来说，更易发生兴奋剂相关的睡眠障碍
	常见的兴奋剂有苯丙胺、可卡因、甲状腺素和咖啡因等
	少数患者在服药间歇期会出现睡眠节律紊乱，如在明显的嗜睡后常出现不想睡眠的状态，还可以有多话、动作多等轻度躁狂症状以及偏执观念和刻板行为
结语	出现药物耐受，不能即刻停药，一旦停药，可以出现戒断症状，如嗜睡、易激惹、没有精神等。患者的病程长短不一，关键是不能滥用兴奋剂

75. 饮酒引起的失眠有哪些表现

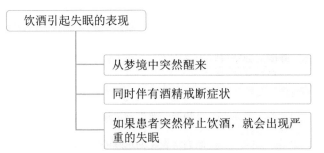

典型案例	王某，53 岁，长期饮酒，每天喝 400～500ml，近期睡眠多梦，常惊醒，伴有汗出、头痛、口干等症状
饮酒引起失眠的表现	长期饮酒会引起慢性失眠
	持续摄入乙醇而引起的睡眠障碍称为乙醇依赖性睡眠障碍
	精神疾病和人格障碍的个体也是乙醇依赖性睡眠障碍的高发人群
	饮酒所致的失眠多见于中老年人，患者多因入睡困难而借助饮酒来帮助其入睡。饮酒的时间多在上床入睡前 3～4 小时
	在刚开始的时候，饮酒确实能改善其入睡困难的状况，但随着耐受性的产生，帮助入睡的作用逐渐减弱，患者常主诉会从梦境中突然醒来，同时伴有出汗、头痛和口干等轻度脱水和酒精戒断症状
	如果患者突然停止饮酒，就会出现严重的失眠，夜间多次觉醒
结语	有些患者没有表现出明显的生理性依赖而表现为典型的心理性依赖，主观上认为只要继续每天晚上喝酒就不会出现睡眠问题。一些患者因为饮酒量的不断增加或者同时合用了苯二氮䓬类镇静催眠药而易发生呼吸抑制等危险性情况，更有一些患者发展为慢性酒精中毒

76. 为什么有的人睡醒后会觉得脑子昏昏沉沉

```
┌─────────────────────┐
│ 睡醒后会觉得脑子      │
│ 昏昏沉沉的原因        │
└─────────────────────┘
        │
        ├──┌──────────────────────────┐
        │  │ "和谐一致"的过程出了问题    │
        │  └──────────────────────────┘
        │  ┌──────────────────────────────┐
        └──│ 他们常表现为想睡的时候睡不着,而  │
           │ 在不该睡的时间和地点却出现了睡意, │
           │ 同样在不应该醒的时候醒来         │
           └──────────────────────────────┘
```

典型案例	李某,49 岁,每天晚上失眠,早醒,然后每天下午有了困意,可以睡到下午 5 点,但是醒来后常感觉头痛,昏昏沉沉
睡醒后会觉得脑子昏昏沉沉的原因	对内环境而言,睡眠—觉醒周期是与机体的体温、能量代谢、激素分泌等生理、生化过程和谐一致的
	多数昼夜节律失调的睡眠障碍患者的核心问题就是上述那种"和谐一致"的过程出了问题
	他们常表现为想睡的时候睡不着,而在不该睡的时间和地点却出现了睡意,同样在不应该醒的时候醒来
结语	尽管他们总的睡眠时间与常人一样,但却常感到睡眠不足,醒来时脑子总是昏昏沉沉,没有完全彻底地清醒过来

77. 时差变化与失眠有关吗

```
时差变化与失眠
    ├── 人在短时间内乘坐飞机经过多个时区
    │   后会出现睡眠障碍
    └── 时差反应
```

典型案例	张某，28 岁，从中国乘坐飞机去美国，到了美国，睡眠时容易早醒，白天疲劳乏力，头痛
时差变化与失眠	人在短时间内乘坐飞机经过多个时区后会出现一系列心理和生理反应，最常见的是睡眠障碍
	早醒尤为突出，白天疲乏无力，头痛，反应力下降，称为"时差反应"
	人在 5 岁左右，24 小时的昼夜睡眠–觉醒节律就已定型
结语	人之所以能按照 24 小时的明暗周期活动，就是因为体内的生物钟能经常与所处时区的时间"对时"，使之与外界同步化。一般说来，经历 4～5 个时区以上的飞行后，人的内在节律就会与所处的时区同步，就出现了"时差反应"

78. 为什么倒班的人容易出现失眠

```
┌─────────────────────────────┐
│ 倒班的人容易出现失眠的原因        │
└─────────────────────────────┘
        │
        ├──┤ 倒班工作睡眠障碍                              │
        │
        ├──┤ 生物节律因素是倒班适应能力的主要              │
        │   │ 决定因素                                    │
        │
        └──┤ 生物节律本身并不能自动适应倒班工              │
            │ 作，它的调节过程是缓慢的，一般需              │
            │ 要1周以上的时间                              │
```

典型案例	杨某，34 岁，公司员工，工作时间是白班 1 周，夜班 1 周，导致睡眠时间不规律，睡眠质量差，时常失眠
倒班的人容易出现失眠的原因	这种工作时间与通常的作息时间不一致而产生的失眠或者嗜睡称为"倒班工作睡眠障碍"
	生物节律因素是倒班适应能力的主要决定因素
	生物节律本身并不能自动适应倒班工作，它的调节过程是缓慢的，一般需要 1 周以上的时间。因此，短期倒班者出现睡眠障碍
结语	在决定倒班工作者的睡眠质量方面，生物节律因素并不是唯一的影响因素，家庭和社会因素也十分重要，倒班工作者的睡眠时间多在白天，噪声、光亮都会干扰睡眠，倒班工作者要行使其家庭和社会责任从而会减少休息时间，因此给他们创造良好的休息环境至关重要

79. 倒班的人失眠有哪些临床表现

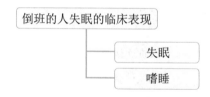

典型案例	沈某，32 岁，工厂员工，工作时间是白班 1 周，夜班 1 周，经常出现晚上失眠，白天嗜睡，没有精神，疲劳乏力
倒班的人失眠的临床表现	早班工作的人可能出现入睡困难和唤醒困难
	中班工作的人可能出现睡眠启动困难
	倒班工作者可以出现警觉下降、工作和生活质量下降的情况
结语	有些人会将工作以外的时间都用来恢复睡眠，这会影响他的社会功能和人际关系。长时间的睡眠紊乱可能会发展为慢性睡眠障碍，如果倒班工作者试图通过服药和饮酒等方法来改善睡眠可能会导致药物和酒精依赖

80. 为什么有的人睡眠和觉醒没有规律

睡眠和觉醒没有规律的原因

- 慢性疾病患者
- 弥散性脑病患者
- 抑郁症
- 因躯体疾病而长期卧床（不见阳光）的患者
- 单身独居的无职业者

典型案例	陈某，42 岁，因患有抑郁症，睡眠无规律，经常失眠，心情烦躁、易怒，白天嗜睡，疲劳乏力
睡眠和觉醒没有规律的原因	慢性疾病患者
	弥散性脑病患者
	抑郁症
	因躯体疾病而长期卧床（不见阳光）的患者
	单身独居的无职业者
结语	如果患者表现睡眠-觉醒节律紊乱，应当进行多导睡眠图和头颅影像学检查，超过 72 小时的多导睡眠图检查能发现可变的和不规则的睡眠—觉醒周期，头颅影像学检查能排除脑功能障碍

81. 什么是睡眠时相延迟综合征，有哪些症状

```
睡眠时相延迟综合征
├── 患者常主诉入睡晚
├── 白天出现的嗜睡症状，在早上最明
│   显，下午逐渐减轻
├── 睡眠时相延迟综合征的睡眠障碍是长
│   期逐渐形成的，病程多在数年以上
└── 常见于青少年，男性多于女性
```

典型案例	吴某，男，27 岁，公司员工，每天凌晨 2 点入睡，清晨 6 点起床，因为睡眠时间短，所以白天精力不足，工作效率差
睡眠时相延迟综合征患者的常见症状	睡眠时相延迟综合征患者常主诉入睡晚，一般入睡时间在凌晨 2～6 时
	为了维持其社会功能的完整，早晨患者常被强制性地唤醒，因此患者的总睡眠时间缩短，白天出现睡眠不足症状，如打瞌睡，疲劳乏力，工作和学习效率降低
	白天出现的嗜睡症状，在早上最明显，下午逐渐减轻。嗜睡的程度主要取决于睡眠缺失的程度
结语	患者经历正常睡眠周期，会自行醒来，并得到睡眠后的满足感。睡眠时相延迟综合征的睡眠障碍是长期逐渐形成的，目前缺乏有效的治疗方法

82. 什么是不宁腿综合征，有哪些临床表现

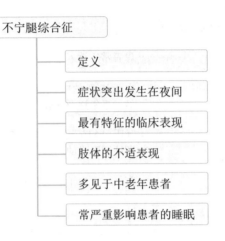

典型案例	孙某，67 岁，在晚上静息状态时，常出现虫爬感等难以形容的肢体不适感，迫使肢体产生不自主运动，活动后症状可以短暂性地部分或者全部缓解，肢体运动停止后症状可再次出现，严重影响睡眠
不宁腿综合征	不宁腿综合征是指在静息状态下出现难以形容的肢体不适感，迫使肢体产生不自主运动
	症状突出发生在夜间
	最有特征的临床表现是在静息状态下出现难以形容的下肢不适感，下肢活动后症状可以短暂性地部分或者全部缓解，肢体运动停止后症状可再次出现
	这种肢体的不适表现为虫爬感、蠕动、拉扯、刺痛、发痒、沉重感、发胀或者麻木等
	不适感觉持续时间可长可短，常严重影响患者的睡眠，导致患者入睡困难、易醒等，是睡眠障碍的一种形式
	多见于中老年患者
结语	有些患者会有意推迟睡眠时间，时间长了可能会发展为睡眠时相延迟综合征。患者可能出现情绪改变，可伴有明显的焦虑或抑郁，严重者影响其社会功能。睡眠障碍加上肢体的不适感觉可以形成恶性循环。不宁腿综合征一般病程较长，症状可以出现波动、加重，部分患者症状可自行消失。患者的神经系统体格检查常无异常发现，肌电图和肌肉活检等均正常。有时可发现患者小腿的皮肤温度偏低，存在不同程度的贫血以及血清铁降低等，这些症状与病因有关

83. 睡眠中腿不自主运动正常吗

```
┌─────────────────────┐
│   睡眠中腿不自主运动   │
└─────────────────────┘
        │
        ├──────┌──────────────────────────────┐
        │      │      周期性肢体运动障碍          │
        │      └──────────────────────────────┘
        │
        ├──────┌──────────────────────────────┐
        │      │      主要见于中老年人            │
        │      └──────────────────────────────┘
        │
        ├──────┌──────────────────────────────┐
        │      │ 表现为睡眠过程中出现的周期性反复发 │
        │      │ 作的、高度刻板的肢体运动，下肢多于 │
        │      │ 上肢                           │
        │      └──────────────────────────────┘
        │
        └──────┌──────────────────────────────┐
               │ 部分患者发作严重而且频繁，导致其部 │
               │ 分地唤醒或觉醒                    │
               └──────────────────────────────┘
```

典型案例	胡某，59 岁，晚上入睡后，常有周期性反复发作的腿的不自主运动，导致睡眠障碍
睡眠中腿不自主运动	有些人在睡眠中腿部会出现不自主抽动，这是一种称为"周期性肢体运动障碍"的疾病
	主要见于中老年人
	表现为睡眠过程中出现的周期性反复发作的、高度刻板的肢体运动，下肢多于上肢
	这种肢体的不适表现为虫爬感、蠕动、拉扯、刺痛、发痒、沉重感、抽筋、发胀或者麻木等
	部分患者发作严重而且频繁，导致其部分性唤醒或觉醒
结语	这些患者常有入睡困难，夜间觉醒次数增加，白天思睡，某些严重患者在觉醒时也有肢体的不自主运动

84. 为什么有的人睡眠时会尖叫

```
睡眠时会尖叫
    ├── 睡眠中发出尖叫是夜惊症的表现
    ├── 多在青春期前发病，儿童最多见
    ├── 大多数患者在事发后不能回忆
    └── 与遗传和发育有关
```

典型案例	王某，3 岁，入睡后，突然从床上坐起来，发出令人恐怖的喊叫或者哭闹，双目凝视前方，面部表情十分的恐怖和焦急，呼吸急促、皮肤潮红、瞳孔散大，持续发作 1～2 分钟后自行停止，停止后患者可以躺下继续入睡
睡眠时尖叫	睡眠中发出尖叫是夜惊症的表现
	多在青春期前发病，儿童最多见
	患者表现为突然从床上坐起来，发出令人恐怖的喊叫或者哭闹，双目凝视前方，面部表情也是十分的恐怖和焦急
	同时伴有显著的自主神经症状，如心率快、呼吸急促、皮肤潮红、瞳孔散大并有强烈的焦虑和窒息感
	患者发作时意识朦胧，呼之不应，如果被强行唤醒，可能出现定向障碍和意识模糊。多数持续发作 1～2 分钟后自行停止，停止后患者可以躺下继续入睡
	大多数患者在事发后不能回忆
	儿童发生夜惊症多与遗传和发育有关
结语	据统计，约 50%的夜惊症儿童有家族史。发热、睡眠剥夺、过度疲劳、情绪紧张和使用中枢神经系统抑制剂等情况都可诱发夜惊症或者使发作更为频繁

85. 睡梦中说梦话是什么原因

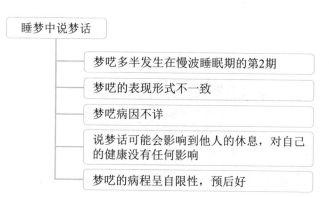

睡梦中说梦话
- 梦呓多半发生在慢波睡眠期的第2期
- 梦呓的表现形式不一致
- 梦呓病因不详
- 说梦话可能会影响到他人的休息，对自己的健康没有任何影响
- 梦呓的病程呈自限性，预后好

典型案例	李某，14 岁，入睡后经常喃喃自语，有时语句清晰，有时不清晰，醒后不能回忆，不影响睡眠
睡梦中说梦话	说梦话又叫作梦呓，就是在睡眠中讲话或者发出某种声音，清醒后当事人不能回忆
	梦呓可以发生在睡眠的任何阶段，多半发生在慢波睡眠期的第 2 期
	梦呓的表现形式不一致，从嘴唇的无声动作，或含混不清到吐字清楚的言语；内容也可以多种多样
	梦呓的病因不详，发热、情感应激或其他类型的睡眠障碍（如夜惊症、阻塞型睡眠呼吸暂停综合征和快速眼动睡眠行为障碍等）可促发梦呓
	梦呓的病程呈自限性，预后好
结语	梦呓可以是清晰的言语，也可以是不清晰的语句。偶尔说梦话就像睡眠一样是一种正常的生理现象，经常说梦话多见于儿童神经症和神经系统功能不稳定者。说梦话可能会影响到他人的休息，对自己的健康一般没有影响

86. 睡梦过程中磨牙是怎么回事

```
┌─────────────────┐
│ 睡梦过程中磨牙    │
└─────────────────┘
    ├──┤ 一般个体都没有察觉 │
    ├──┤ 磨牙在小儿期和青年人中发生率较高 │
    └──┤ 儿童感染蛔虫，蛔虫产生的毒素及其代谢
         产物被人体吸收后出现磨牙症状 │
```

典型案例	孙某，11 岁，有蛔虫病，入睡后，经常喃喃自语，并有咯吱咯吱的磨牙声，醒后不知，驱虫治疗后，症状好转
睡梦过程中磨牙	睡眠中磨牙是指咀嚼肌在睡眠中呈节律性的收缩，上下牙床紧紧咬合、摩擦，发出很响的咯吱声音
	一般个体都没有察觉，多是同睡者告诉后才得知的
	磨牙的同时可能出现肢体的活动和心率的加快。磨牙严重者，晨起会有两腮的酸痛和头痛，有时会有牙周组织的损伤
	磨牙在小儿期和青年人中发生率较高，可高达 15%，随着年龄的增长，发生率呈下降趋势
	儿童感染蛔虫时，蛔虫产生的毒素及其代谢产物被人体吸收出现磨牙症状
	儿童白天过于兴奋，或者存在焦虑、紧张等诱因，可使夜间的磨牙加重
结语	目前，还没有有效的方法治疗夜间磨牙，磨牙严重的人，可以戴特制的护齿物品。蛔虫感染者应该积极进行驱虫治疗

87. 睡眠中阴茎勃起正常吗

睡眠中阴茎勃起

- 睡眠中阴茎勃起是正常现象
- 睡眠期阴茎不勃起是病态
- 如果睡眠中阴茎勃起的同时伴有疼痛，提示患者患有睡眠相关性痛性阴茎勃起
- 睡眠相关性痛性阴茎勃起中老年人更为多见

典型案例	李某，46岁，入睡后，常有阴茎勃起，并伴有疼痛，然后觉醒，白天则出现焦虑、紧张的症状
睡眠中 阴茎勃起	睡眠中阴茎勃起是正常现象 睡眠期阴茎不勃起是病态，称之为睡眠相关性阴茎勃起障碍 如果睡眠中阴茎勃起的同时伴有疼痛是不正常的，提示患者患有睡眠相关性痛性阴茎勃起 睡眠相关性痛性阴茎勃起可发生于任何年龄的男性，中老年人更为多见，患者表现为每当阴茎部分或完全勃起时，即出现疼痛和觉醒
结语	正常睡眠相关性阴茎勃起是发生在快速眼动睡眠期（快波睡眠），如果存在痛性阴茎勃起而导致反复的觉醒则会造成快速眼动睡眠的剥夺，患者出现睡眠障碍，白天可以出现少睡后的表现，如嗜睡、头晕、紧张、焦虑等。部分患者的症状随着年龄的增长有逐渐加重的趋势

88. 为什么有的人总觉得睡眠不足

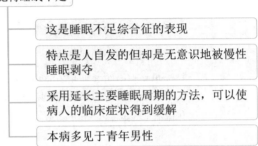

有的人总觉得睡眠不足

- 这是睡眠不足综合征的表现
- 特点是人自发的但却是无意识地被慢性睡眠剥夺
- 采用延长主要睡眠周期的方法，可以使病人的临床症状得到缓解
- 本病多见于青年男性

典型案例	李某，27岁，公司员工，每晚12点睡，早上6点起床，工作中总觉得没精神，疲劳，睡眠不足，有时出现焦虑等症状
有的人总觉得睡眠不足	睡眠不足综合征是指患者不能持续获得充分的夜间睡眠，导致白天不能保持正常的觉醒状态
	特点是人自发的但却是无意识地被慢性睡眠剥夺，不存在神经系统和精神等方面的病理性睡眠障碍
	患者的关键问题是他的生理需要睡眠量远大于他的实际睡眠量，且患者并没有重视这种差异
	采用延长主要睡眠周期的方法，可以使患者的临床症状得到缓解
	患者常表现为白天思睡或者睡眠增多，情绪不稳定，易激惹，注意力不集中，疲劳乏力，工作能力和工作效率降低等
结语	本病多见于青年男性，神经系统体格检查无异常体征，无精神病症状，病程多持续数年，预后良好

89. 怀孕期间会出现哪些睡眠问题

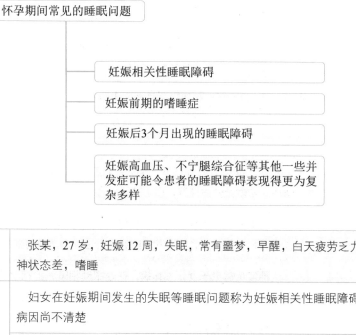

怀孕期间常见的睡眠问题

- 妊娠相关性睡眠障碍
- 妊娠前期的嗜睡症
- 妊娠后3个月出现的睡眠障碍
- 妊娠高血压、不宁腿综合征等其他一些并发症可能令患者的睡眠障碍表现得更为复杂多样

典型案例	张某，27 岁，妊娠 12 周，失眠，常有噩梦，早醒，白天疲劳乏力，精神状态差，嗜睡
怀孕期间常见的睡眠问题	妇女在妊娠期间发生的失眠等睡眠问题称为妊娠相关性睡眠障碍，其病因尚不清楚
	妊娠前期的嗜睡症可能与妊娠期间机体的激素水平和生化变化有关
	妊娠后 3 个月出现的睡眠障碍可能与逐渐增大的胎儿引起孕妇解剖和生理的变化，以及孕妇睡眠姿势不适等有关
	妊娠相关性睡眠障碍表现为开始是嗜睡逐渐发展为严重的失眠，少数患者可能出现噩梦，产后精神病和睡眠恐惧症
	在妊娠开始的前 3 个月，患者表现为睡眠增多和乏力，总睡眠时间延长，白天仍有思睡感。在随后的 3 个月时间内（妊娠第 4～6 个月），睡眠正常，但可能伴有早醒。在妊娠第 7 个月后普遍存在睡眠障碍，表现为患者的睡眠潜伏期、夜间醒转次数和睡眠时间均超过正常水平
结语	这些睡眠问题在孕妇分娩后仍可持续一段时间，可能与夜间照顾婴儿有关。尽管多数患者的睡眠障碍在分娩后数周内会逐渐消失，但是一部分患者可能会持续数月甚至数年

90. 为什么有的人睡眠前会出现幻觉

有的人睡眠前会出现幻觉

- 恐怖性入睡前幻觉，也称为入睡前梦魇
- 常见于发作性睡病
- 发病机制目前尚不清楚
- 多数患者预后良好

典型案例	杨某，34 岁，长期酗酒，突然戒酒后，焦虑，睡前总是出现幻觉，入睡后，常做噩梦被惊醒，白天精神状态差
睡眠前会出现幻觉	在睡眠开始时出现恐怖性梦样经历，并与睡眠中的梦境非常相似而且很难区别，称之为恐怖性入睡前幻觉，也称为入睡前梦魇
	这种情况常见于发作性睡病，快速眼动相睡眠的抑制药物的急性戒断等情况都可以出现恐怖性入睡前幻觉。其发病机制目前尚不清楚
	发生没有性别差异，可见于任何年龄的人群。在发作性睡病患者中有4%～8%的发生率
	发病时，患者会将正常入睡时的精神现象（如模糊的思维、对环境错误的定向、错觉等）理解为具有恐怖性内容的幻觉
	患者会在焦虑中觉醒，并能清晰地回忆出所有"噩梦"的细节内容。发作时，可以观察到睡眠中的患者出现紧张性的大幅度躯体活动、自发性言语或尖叫，患者可以因为极度的恐惧感而惊醒
结语	如果经常发生恐怖性入睡前幻觉，可以使患者因为害怕发病而出现入睡困难，进而导致患者白天思睡，精神差，工作效率低。但多数患者预后良好

91. 睡眠中出现窒息是怎么回事

```
┌─────────────────┐
│  睡眠中出现窒息  │
└─────────────────┘
      │  ┌────────────────────────────────────┐
      ├──│ 睡眠窒息综合征                      │
      │  └────────────────────────────────────┘
      │  ┌────────────────────────────────────┐
      ├──│ 多见于有强迫观念、多疑和焦虑的人群  │
      │  └────────────────────────────────────┘
      │  ┌────────────────────────────────────┐
      ├──│ 多见于中青年人，常发生于中年男性、体型│
      │  │ 肥胖者、酗酒者和长期使用安眠药物的个体│
      │  └────────────────────────────────────┘
      │  ┌────────────────────────────────────┐
      ├──│ 发病时，患者表现为突然从睡眠中醒来，伴│
      │  │ 有窒息的感觉，患者觉得自己无法呼吸    │
      │  └────────────────────────────────────┘
      │  ┌────────────────────────────────────┐
      └──│ 多在夜间发病，有时患者可以整晚发作    │
         └────────────────────────────────────┘
```

典型案例	李某，43 岁，男，长期酗酒，入睡后，经常因窒息感突然醒来，醒后伴有明显的恐怖、焦虑和濒死感
睡眠中出现窒息	睡眠中频繁发作的、觉醒后有窒息感的症状称为睡眠窒息综合征
	其发病机制尚不清楚，多见于有强迫观念、多疑和焦虑的人群
	睡眠窒息综合征多见于中青年人，常发生于中年男性、体型肥胖者、酗酒者和长期使用镇静催眠药物的个体
	发病时，患者表现为突然从睡眠中醒来，伴有窒息的感觉，患者觉得自己无法呼吸
	多在夜间发病，有时患者可以整晚发作。从睡眠中醒过来后伴有明显的恐怖、焦虑和濒死感
结语	患者发作时，还可以出现其他类型的夜间焦虑发作，也可以出现心动过速等自主神经功能活跃的表现。其病程尚不清楚，多数患者可以自愈

92. 失眠的人为什么常伴有记忆力减退

	失眠的人常伴有记忆力减退
	记忆力减退常伴有失眠症状
	长期失眠可引起神经系统功能的障碍
	失眠可以导致和加重记忆力减退，而记忆力减退会间接地加重失眠

典型案例	吕某，68岁，男，长期失眠、多梦，导致记忆力下降，注意力不集中，反应差，逐渐出现老年痴呆的症状
失眠的人常伴有记忆力减退	记忆力减退常伴有失眠症状
	短期失眠一般不会出现记忆力减退的现象，但长期失眠可引起神经系统功能的障碍，出现反应差、记忆力减退等症状
	失眠可以导致和加重记忆力减退，而记忆力减退会间接地加重失眠
	有研究发现，打乱个体正常的作息计划、减少睡眠时间造成的慢性失眠，会使中枢神经系统的正常功能发生紊乱，从而引起记忆力减退
	如果减少睡眠时间，就会减少这些功能的发挥，这可能是造成失眠患者记忆力减退的原因之一。失眠使患者的注意力不能集中，也是影响其记忆力的因素之一
结语	所以说，失眠和记忆力减退两者可以互相影响。因此，失眠患者常伴记忆力减退

93. 阿尔茨海默病患者会出现哪些睡眠问题

> 阿尔茨海默病患者会出现的睡眠问题
>> 痴呆相关性睡眠障碍
>> 睡眠-觉醒周期的调节功能受到影响
>> 阿尔茨海默病患者褪黑素分泌节律紊乱也可能是产生睡眠障碍的重要机制之一
>> 日落综合征

典型案例	孙某，78 岁，男，患有阿尔茨海默病，导致失眠，记忆力下降，注意力不集中，焦虑，易怒
阿尔茨海默病患者会出现的睡眠问题	阿尔茨海默病患者出现的睡眠障碍提示了视交叉上核和其他睡眠维持系统的神经元和神经纤维变性，引起神经生物学变化，使睡眠-觉醒周期的调节功能受到影响
	阿尔茨海默病的病情越重，睡眠-觉醒周期紊乱越显著。反之，睡眠-觉醒周期紊乱又可加重患者的认知功能障碍
	有研究表明，阿尔茨海默病患者褪黑素分泌节律紊乱也可能是产生睡眠障碍的重要机制之一
	阿尔茨海默病患者睡眠障碍表现为入睡困难、晨间早醒、睡眠维持能力下降、睡眠中频繁出现觉醒、睡眠呈片断性，由于夜间的正常睡眠被破坏，导致日间瞌睡或过度睡眠
	患者睡眠紊乱的特征性表现为"日落综合征"，即多于傍晚和深夜出现的神志恍惚或意识模糊、焦急、不安、激惹、易怒和好斗，严重者出现谵妄
结语	阿尔茨海默病患者会出现睡眠问题，临床上将有认知功能障碍的慢性进展性变性脑病出现的睡眠紊乱称为痴呆相关性睡眠障碍

94. 帕金森病患者会出现哪些睡眠问题

帕金森病患者会出现的睡眠问题
失眠
夜间觉醒和日间瞌睡，间歇性意识模糊可在夜间进一步加重
夜惊

典型案例	崔某，59 岁，女，患有帕金森病，长期服药，导致失眠，夜间觉醒，日间瞌睡，记忆力下降，注意力不集中，焦虑，易怒
帕金森病患者会出现的睡眠问题	失眠是帕金森病和帕金森综合征患者常见的睡眠障碍主诉之一
	帕金森病患者特征性的睡眠异常是觉醒次数显著增多，导致睡眠片断化，白天表现为瞌睡增多，偶有睡眠–觉醒周期紊乱的发生
	日间瞌睡的原因可能与患者服用多巴胺类药物的时间和睡眠节律的紊乱有关。经药物治疗后的帕金森病患者可能改变或加重原有的睡眠障碍，甚至产生新的睡眠问题
	帕金森病患者还可出现夜惊，常在睡眠中突然发生哭泣或肢体出现某种运动性反应，事后不能回忆，同床者常反映患者睡眠中出现剧烈的肢体活动和自主神经症状，如皮肤潮红和多汗等，夜惊可能是长期使用多巴胺类药物产生幻觉症状的首发表现
	流行病学资料表明，帕金森病患者出现周期性肢体运动障碍十分常见，但与睡眠片断化无关
结语	帕金森病及帕金森综合征相关性睡眠障碍的症状常随着疾病的进展及疗效的延长而恶化。睡眠片断化多先于睡眠行为改变和夜发性肌阵挛出现，同时，睡眠的片断化并非是继发于睡眠呼吸暂停或周期性肢体运动障碍的睡眠障碍现象

95. 睡眠中头痛是怎么回事

```
睡眠中头痛
        ├── 常见类型是偏头痛和丛集性头痛
        └── 睡眠本身就是偏头痛的诱发因素
```

典型案例	刘某，43岁，女，入睡后，常因头痛而觉醒，从而影响睡眠，白天精神疲劳乏力
睡眠中头痛	睡眠中头痛的常见类型是偏头痛和丛集性头痛
	偏头痛本身就可以由睡眠、应激、应激后放松、外伤、气压或天气变化、食物成分以及饮食习惯等促发。因此，睡眠本身就是偏头痛的诱发因素
	睡眠中出现丛集性头痛的原因与睡眠期间出现的睡眠呼吸暂停和低氧血症有关
结语	也有一部分人，睡眠中头痛的病史较短，同时可能还伴有恶心、呕吐等颅内高压的症状，要警惕颅内占位性病变的可能性，应及时到医院就诊

96. 神经衰弱会引起失眠吗

神经衰弱与失眠

- 神经衰弱可以引起失眠
- 神经衰弱临床上表现为多种症状，但它并非是一种神经系统器质性疾病
- 神经衰弱患者多有入睡困难、难以熟睡或早醒、觉醒后不易再次入睡、多梦等症状

典型案例	胡某，37 岁，女，因丧偶，心理遭受创伤，神经衰弱，难以入睡，睡后早醒，醒后不易再次入睡
神经衰弱与失眠	神经衰弱是由于长期的情绪紧张和精神压力，使大脑功能轻度障碍所导致的精神活动能力减弱，患者多表现为精神易兴奋，脑力易疲劳，伴有多种自主神经功能紊乱、情绪障碍、睡眠障碍和各种身体不适的症状
	好发年龄在 16～40 岁之间，以脑力劳动者为多，病程长，常迁延不愈，病情时轻时重
	神经衰弱患者多数是由于工作或学习负担过重，睡眠不足，不良情绪如亲人亡故、事业受挫、人际关系不良等心理、社会因素造成大脑内抑制过程弱化，自制力减弱，神经兴奋性增加，继而出现大脑皮层功能弱化的表现
	神经衰弱患者多有入睡困难、难以熟睡或早醒、觉醒后不易再次入睡、多梦等症状
结语	神经衰弱临床上表现为多种症状，但它并非是一种神经系统器质性疾病

97. 抑郁症会引起失眠吗

```
┌─────────────────┐
│   抑郁症与失眠    │
└────────┬────────┘
         │  ┌──────────────────────┐
         ├──│  抑郁症患者会出现失眠现象  │
         │  └──────────────────────┘
         │  ┌──────────────────────┐
         ├──│  抑郁症患者的主要表现      │
         │  └──────────────────────┘
         │  ┌──────────────────────┐
         └──│  抑郁症患者失眠的主要表现   │
            └──────────────────────┘
```

典型案例	吕某，47 岁，女，患有抑郁症，情绪低落，郁郁寡欢，常难以入睡，睡后早醒，醒后不易再次入睡
抑郁症与失眠	抑郁症患者会出现失眠，而且失眠有可能是临床比较突出的、早期的表现
	抑郁症患者的主要表现为情绪低落，郁郁寡欢，日常生活中的兴趣和欢乐消失，有自责、自罪心理。抑郁症患者社会活动少、易疲劳，大多数患者有失眠现象
	抑郁症患者失眠的主要表现为入睡困难、睡眠维持困难和早醒，其中，过早觉醒更为常见，而且醒后不能很快地再度入睡，因此总睡眠时间缩短
	随着患者年龄增加，后半夜睡眠障碍会变得越来越严重，患者经常在半夜 2～3 点时醒来，思绪万千，情绪处于悲伤状态中不能自拔
结语	失眠的严重程度与抑郁症严重程度有直接关系。当病情严重时，睡眠时间极度缩短，但白天并无明显困意，只感到极度的疲劳和失落感，这是因为觉醒水平升高，使白天入睡也较困难，这也是抑郁症患者失眠的重要特点之一

98. 强迫症能引起失眠吗

```
强迫症与失眠
    ├─ 强迫症可以导致失眠
    ├─ 强迫症也称为强迫症性神经症
    ├─ 强迫症的发生与精神因素和性格缺陷有关
    └─ 患者表现为强迫性观念和强迫性行为或动作
```

典型案例	朱某，34 岁，男，患有强迫症，常难以入睡，睡眠浅，易觉醒，并早醒，醒后不易再次入睡
强迫症与失眠	强迫症可以导致失眠
	强迫症也称为强迫症性神经症，是一类以反复出现强迫观念或者强迫动作和行为为主要表现的精神障碍
	强迫症的发生与精神因素和性格缺陷有关
	患者表现为强迫性观念和强迫性行为或动作。强迫性观念表现为强迫性怀疑、强迫性回忆、强迫性联想、强迫性意向、强迫性情绪和对立观念等
结语	常见强迫行为有强迫洗涤、强迫询问、强迫礼仪等。强迫症患者的睡眠障碍多表现为睡眠浅、易觉醒和觉醒次数增多等

99. 癫痫发作影响睡眠吗

```
癫痫发作影响睡眠吗
        ├── 癫痫发作肯定会影响睡眠
        ├── 癫痫患者存在一定程度的睡眠障碍
        └── 与癫痫发作及癫痫样放电影响睡眠结构有关
```

典型案例	李某，24 岁，男，患有癫痫症，入睡后，易觉醒，醒后不易再次入睡，影响睡眠质量，白天精神状态差
癫痫发作影响睡眠吗	癫痫发作肯定会影响睡眠
	癫痫患者或多或少地存在一定程度的睡眠障碍。这与癫痫发作及癫痫样放电影响睡眠结构有关
	原发性或继发性全面性癫痫如果在睡眠中发生，则可观察到患者的总睡眠时间和快速眼动睡眠时间缩短，浅睡眠时间延长，入睡后觉醒次数增多
	有些癫痫患者在发作间期的睡眠结构和健康人虽无显著区别，但睡眠各时相间的转换频率、觉醒次数及觉醒时间均增加，睡眠结构不稳定，出现断裂，这些变化在颞叶癫痫患者中表现得尤其明显
结语	因此，癫痫对于睡眠是有影响的

100. 精神分裂症会引起失眠吗

精神分裂症与失眠	
	精神分裂症常会引起失眠
	精神分裂症相关性睡眠障碍
	精神分裂症相关性睡眠障碍的病因和发病机制，目前还不十分清楚

典型案例	赵某，43 岁，女，患有精神分裂症，喜怒无常，睡眠时间减少、浅睡多梦或觉醒次数增加、觉醒后难以再度入睡
精神分裂症与失眠	由于精神分裂症而引起的睡眠减少或睡眠增多称为精神分裂症相关性睡眠障碍
	精神分裂症是最常见的一种精神病，主要表现为感知、思维、情感、行为等方面的障碍和精神活动与环境的不协调
	睡眠障碍是精神分裂症常见的临床症状之一，睡眠障碍的病程也与精神分裂症的病程相一致
	精神分裂症相关性睡眠障碍的病因和发病机制，目前还不十分清楚
	无论是首次发病还是复发性精神分裂症患者多存在睡眠障碍，而且睡眠障碍常作为精神分裂症的首发症状，入睡困难是许多精神分裂症患者的重要主诉，特别是在精神分裂症急性期
结语	精神分裂症常会引起失眠。临床观察发现，患者通常存在入睡潜伏期延长，并且睡眠潜伏期可延长至数小时或更长；同时患者的昼夜周期可部分或完全倒转，甚至恢复到多相性睡眠模式。某些慢性精神分裂症患者，睡眠障碍表现为睡眠时间减少、浅睡多梦或觉醒次数增加、觉醒后难以再度入睡等

101. 抗精神分裂症药物引起的失眠有哪些临床表现

抗精神分裂症药物引起的失眠的临床表现

- 抗精神病药物有时也可引起失眠
- 主要原因是药物引起的静坐不能

典型案例	王某，43 岁，女，患有精神分裂症，长期服用抗精神分裂症药物，引起失眠，多梦或觉醒次数增加、觉醒后难以再度入睡
抗精神分裂症药物引起的失眠的临床表现	抗精神病药物一般可使患者过度镇静，其表现与过度睡眠相似，但有时也可引起失眠
	抗精神分裂症药物引起失眠的主要原因是药物引起的静坐不能
	表现为患者不能坐定、反复走动或原地踏步、不能入睡等
结语	如果服用精神分裂症药物后出现上述这些情况，应该积极去寻求医生的帮助，以便得到合适的治疗

102. 慢性阻塞性肺疾病会引起失眠吗

慢性阻塞性肺疾病会引起失眠吗

- 慢性阻塞性肺疾病会引起失眠
- 慢性阻塞性肺疾病性睡眠障碍
- 慢性肺气肿引起失眠的因素

典型案例	王某，57 岁，女，患有因缺氧导致的哮喘，睡眠障碍，难以入睡	
慢性阻塞性肺疾病会引起失眠吗	慢性阻塞性肺疾病性睡眠障碍	以慢性通气功能障碍为特征的肺部疾病所出现的睡眠紊乱称为慢性阻塞性肺疾病性睡眠障碍
	慢性肺气肿引起的失眠与以下因素有关	与睡眠相关的低氧血症。这种与睡眠相关的低氧血症不仅引起肺动脉压升高，促进肺源性心脏病的发展，导致心律失常，甚至睡眠期死亡，它也是睡眠质量受影响的重要原因
		慢性肺气肿与阻塞型睡眠呼吸暂停综合征并存的发生率为 10%～25%。阻塞型睡眠呼吸暂停综合征能加重慢性肺气肿的夜间低氧血症和睡眠障碍
		肥胖因素。睡眠障碍通常与卧位呼吸急促共存，肥胖会加重呼吸急促，促发睡眠障碍和低氧血症
		慢性肺气肿的治疗药物（如茶碱）可导致睡眠障碍
		频繁咳嗽、咳痰等也可以引起睡眠障碍
结语	慢性阻塞性肺疾病会引起失眠	

103. 慢性阻塞性肺疾病引起的失眠有哪些临床表现

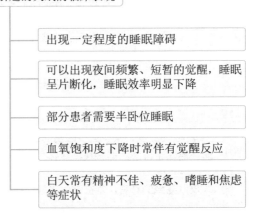

慢性阻塞性肺疾病引起的失眠的临床表现

- 出现一定程度的睡眠障碍
- 可以出现夜间频繁、短暂的觉醒，睡眠呈片断化，睡眠效率明显下降
- 部分患者需要半卧位睡眠
- 血氧饱和度下降时常伴有觉醒反应
- 白天常有精神不佳、疲惫、嗜睡和焦虑等症状

典型案例	李某，57 岁，女，患有慢性阻塞性肺疾病，因缺氧，入睡困难，入睡后易醒，晨起疲劳，精神不佳
慢性阻塞性肺疾病引起的失眠的临床表现	大多数慢性阻塞性肺疾病患者均会出现一定程度的睡眠障碍，无论是主观或客观评定睡眠质量均较正常人差，表现为睡眠潜伏期延长、入睡困难、浅睡增多、早醒、非快速眼动睡眠和快速眼动睡眠时间均减少
	由于患者有气急、呼吸困难、夜间频繁咳嗽、咳痰等症状，可以出现夜间频繁、短暂的觉醒，睡眠呈片断化，睡眠效率明显下降
	部分患者需要半卧位睡眠，晨起后有疲劳感，偶有晨间头痛
	血氧饱和度下降时常伴有觉醒反应，即使血氧饱和度正常的患者也常存在睡眠紊乱现象
	由于患者缺少睡眠，白天常有精神不佳、疲惫、嗜睡和焦虑等症状
结语	慢性肺气肿急性加重期可以出现适应性睡眠障碍，可有精神抑郁和焦虑，行走移动、家务管理、情感行为、警觉行为、社会关系等功能有比较明显的障碍，影响患者生活质量

104. 皮肤瘙痒会引起失眠吗

```
┌─────────────────────────┐
│      皮肤瘙痒与失眠       │
└───────────┬─────────────┘
            │
            ├──┤ 皮肤瘙痒会引起失眠 │
            │
            ├──┤ 引起皮肤瘙痒的原因很多 │
            │
            └──┤ 夜间大脑对瘙痒的感觉相对增加，患者 │
               │ 觉得瘙痒难耐，而发生失眠           │
```

典型案例	李某，32 岁，女，近日因食物过敏后，全身瘙痒，难以入睡，导致失眠，服用抗过敏药后，瘙痒减轻
皮肤瘙痒与失眠	皮肤瘙痒的患者，常被难以缓解的瘙痒感困扰，引起失眠
	通常认为，皮肤瘙痒的感觉发生于表皮内真皮浅层的神经末梢，并通过脊髓丘脑侧束上传到视丘和感觉中枢
	引起皮肤瘙痒的原因很多，外因有气候的变化、寄生虫及昆虫的蜇咬、食物和药物以及皮肤炎性的渗出物等。内因有精神紧张、皮肤温度的变化、皮肤汗腺和皮脂腺分泌的改变等
	患者在白天由于工作和学习可以分散和减少中枢神经系统对瘙痒的感觉。但是在夜间，大脑对瘙痒的感觉相对增加，患者觉得瘙痒难耐，而发生失眠
结语	因此，一旦发生皮肤瘙痒，应该积极地寻找诱因，及时处理

诊　断　篇

105. 如何评价睡眠质量

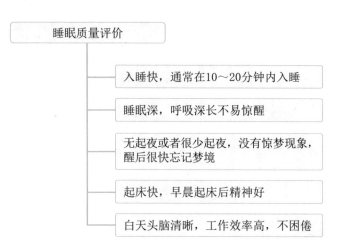

典型案例	李某，32 岁，男，每晚 10 点睡，早上 6 点起床，入睡快，睡眠规律，白天精神状态良好，疲劳感消失，头脑清醒，精力充沛
睡眠质量评价	睡眠质量包括睡眠的深度和睡眠的时间两个方面
	高质量的睡眠是指醒后周身舒适、疲劳感消失、头脑清醒，能精力充沛地从事各项活动
	睡眠质量的表达式是：Q（睡眠质量）$=H$（睡眠深度）$\div T$（睡眠时间）

	高质量的睡眠可以用以下标准来衡量	入睡快，通常在 10～20 分钟内入睡
		睡眠深，呼吸深长不易惊醒
		无起夜或者很少起夜，没有惊梦现象，醒后很快忘记梦境
		起床快，早晨起床后精神好
		白天头脑清晰，工作效率高，不困倦

结语	因此，只要睡得熟，睡得好，即使睡眠时间不足 8 小时，也可以获得足够的睡眠。睡眠浅的人不仅非快速眼动睡眠第 III 期、第 IV 期时间达不到整晚睡眠的 20%，而且快速眼动睡眠的比例也达不到 20%～25%，即使延长了总的睡眠时间，患者仍然感到疲乏、困倦和无力

106. 睡眠质量的评定标准有哪些

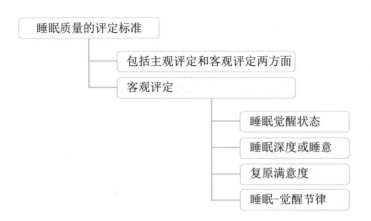

典型案例			张某，26 岁，每晚 11 点睡，早上 7 点起床，入睡快，睡眠规律，白天精神状态良好，疲劳感消失，头脑清醒，精力充沛
睡眠质量的评定标准	主观评定		主观睡眠感不足，因此导致白天疲乏、头胀、头晕等，脑力和体力不支，可通过各种睡眠量表测定判断
	客观评定	睡眠觉醒状态	可以由多导睡眠图记录来进行判断。入睡时间超过 30 分钟定义为睡眠潜伏期延长；20 小时内睡眠时间不足 6 小时 30 分钟，定义为实际睡眠时间减少；睡眠中觉醒时间超过 30 分钟定义为觉醒时间增多等
		睡眠深度或睡意	可以用唤醒阈值、平均诱发电位、脑电图功率谱、瞳孔描记图和睡眠潜伏期等方法评定睡眠深度
		复原满意度	复原满意度是睡眠醒转后的自我感觉，如何客观地评定睡眠满意度仍有待于进一步的研究
		睡眠 – 觉醒节律	睡眠 – 觉醒节律应该是由 14 天睡眠 – 觉醒节律图来反映的，这一图形可以诊断患者是否存在睡眠片断化
结语			匹兹堡睡眠指数量表就是一个很适合我国临床和睡眠质量评价研究的量表，主要是对患者主观睡眠质量的评定，较为客观。它最后可转化成 7 个因子和 1 个总分，7 个因子是主观睡眠质量、入睡时间、睡眠时间、习惯性睡眠效率、睡眠障碍、催眠药物和日间功能，总分为这 7 个因子分数之和

107. 诊断失眠的常用方法有哪些

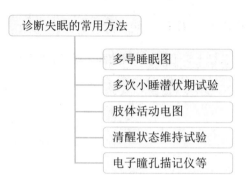

典型案例	王某，48 岁，女，经常失眠、多梦、易醒，去医院做了多导睡眠图和多次小睡潜伏期试验，诊断为失眠症
诊断 失眠的 常用方法	多导睡眠图
	多次小睡潜伏期试验
	肢体活动电图
	清醒状态维持试验
	电子瞳孔描记仪等
结语	其中以多导睡眠图和多次小睡潜伏期试验在临床上最为常用。由于失眠常是继发于各种疾病或环境因素上，失眠相关病因的确定，需要根据患者的具体情况选择性地进行各种辅助检查，如头颅磁共振检查、脑电图、心电图、肺通气功能等，以帮助我们明确神经系统或其他系统疾病引起的睡眠问题

108. 多导睡眠图检查是不是对所有失眠患者都适用

```
多导睡眠图检查是不是对所有
失眠患者都适用
    ├── 适用于各类失眠患者
    ├── 对睡眠的结构和进程、睡眠中的异常
    │   脑电活动、呼吸功能和心血管功能作
    │   出分析
    ├── 结合患者的临床表现，为睡眠障碍的
    │   诊断、分类和鉴别诊断提供客观依据
    └── 也可以为治疗方法和药物的选择、疗
        效的评价提供重要参考价值
```

典型案例	王某，48 岁，女，经常失眠、多梦、易醒，去医院做了多导睡眠图，诊断为失眠症，并为药物治疗的选择提供了参考
多导睡眠图检查是不是对所有失眠患者都适用	多导睡眠图是一种可以在整夜睡眠过程中，根据需要，连续地同步监测并且记录人体多项生理指标的检查方法，适用于各类失眠患者
	对睡眠的结构和进程、睡眠中的异常脑电活动、呼吸功能和心血管功能做出分析
	结合患者的临床表现，为睡眠障碍的诊断、分类和鉴别诊断提供客观依据
	也可以为治疗方法和药物的选择、疗效的评价提供重要参考价值
结语	目前认为，多导睡眠图检查是诊断多种睡眠障碍疾病的金标准，已经成为睡眠医学研究领域极其重要的诊断和治疗工具

109. 失眠患者看病时应向医生陈述哪些情况

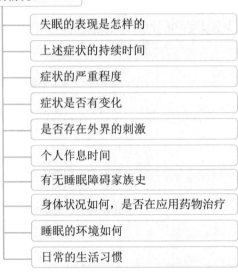

失眠患者看病时应向医生陈述的情况
失眠的表现是怎样的
上述症状的持续时间
症状的严重程度
症状是否有变化
是否存在外界的刺激
个人作息时间
有无睡眠障碍家族史
身体状况如何，是否在应用药物治疗
睡眠的环境如何
日常的生活习惯

典型案例	赵某，46岁，女，经常失眠，到医院就诊，自述近日入睡困难、多梦，影响白天工作，无睡眠障碍家族史，睡眠环境良好，尚未吃药治疗
失眠患者看病时应向医生陈述的情况	失眠的表现是怎样的，如入睡困难、易醒、多梦、早醒、打鼾、睡前的腿部不适等
	上述症状的持续时间
	症状的严重程度，如对于生活和工作的影响如何
	症状是否有变化，是否存在波动，在不同环境中症状是否不同
	是否存在外界的刺激，这些刺激的存在时间以及对睡眠的影响程度
	个人作息时间是否规律，白天的小睡和午睡情况
	有无睡眠障碍家族史
	身体状况如何，是否在应用药物治疗，服药的时间如何
	睡眠的环境如何，包括声音、光线、温度、湿度以及被褥、床和睡衣的舒适度
	日常的生活习惯如何，有何不良嗜好等
结语	失眠患者到医院就诊时，应该向医生全面详细地描述有关的睡眠病史，这样才有助于医生在了解患者的"睡眠史"后，对患者做出正确的诊断和处理

110. 失眠的分类是什么

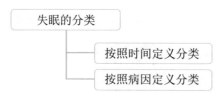

典型案例		李某，36 岁，女，近日入睡困难，多梦，影响白天工作，诊断为短时失眠
失眠的分类	按照时间定义分	短时失眠（每周出现 3 次以内，失眠持续时间在 6 个月内）
		慢性失眠（每周出现 3 次以上，持续时间超过半年）
	按照病因定义分	内源性睡眠障碍
		外源性睡眠障碍
		昼夜节律失调性睡眠障碍
		睡眠期的觉醒障碍
		快速眼动睡眠相关性睡眠障碍
		睡眠期其他形式的睡眠障碍，如磨牙、遗尿、夜间猝死综合征、原发性打鼾、夜间发作性肌张力障碍
结语		还有精神疾病相关的睡眠障碍、神经疾病相关的睡眠障碍、其他躯体疾病引起的睡眠障碍等。失眠症的亚临床型标准：有失眠体验，但每周发生不到 3 次，持续不到 1 个月；造成个体苦恼或影响个体的社会功能尚不明显

111. 失眠症与失眠症状有何不同

失眠症与失眠症状的不同
- 失眠症是一种以失眠为主的睡眠质量不满意状况
- 失眠症状是某种躯体疾病症状的一个组成部分

典型案例		孙某，56 岁，女，患有抑郁症，平时入睡困难，多梦，易醒，白天困倦，疲劳，此种属于失眠症状
失眠症与失眠症状的不同	失眠症	失眠症是一种以失眠为主的睡眠质量不满意状况，其他症状均继发于失眠，包括难以入睡、睡眠不深、易醒、多梦、早醒、醒后不易再睡、醒后不适感、疲乏或白天困倦
	失眠症状	如果失眠是某种躯体疾病（感染、中毒、内脏、内分泌或代谢和脑器质性疾病）或精神障碍（如神经衰弱、抑郁症）症状的一个组成部分，则不另诊断为失眠症，称为失眠症状
结语		所以治疗的侧重面也不一样

治 疗 篇

112. 失眠的治疗方法有哪些

```
┌─────────────┐
│ 失眠治疗     │
└─────────────┘
    │  ┌──────────────────────────────────┐
    ├──│ 消除病因：躯体疾病、精神心理疾病  │
    │  │ 或环境问题                        │
    │  └──────────────────────────────────┘
    │  ┌──────────────────────────────────┐
    └──│ 对症处理：非药物治疗和药物治疗    │
       └──────────────────────────────────┘
```

典型案例	张某，35 岁，无明显诱因失眠，表现难以入睡，甚至一夜都不能入睡，心烦。经医生给予相应的治疗，其失眠得以缓解	
失眠治疗	消除病因	消除引起失眠的躯体疾病、精神心理疾病或环境问题等因素
	非药物治疗	包括刺激控制疗法、睡眠限制疗法、放松练习冥想、生物反馈等各种行为教育策略及时相治疗、光照治疗和褪黑素等治疗手段
	药物治疗	中药、西药，遵循小剂量、短期使用的治疗原则
结语	寻找和消除失眠原因的同时，可以针对失眠症状进行适当处理，其方法包括非药物治疗和药物治疗两大方面	

113. 什么是良好的睡眠卫生习惯

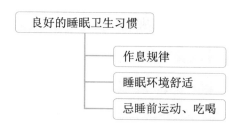

典型案例	王某，27 岁，经常凌晨才上床休息，早上八九点才起床，床上放满了杂物，而且睡前喜欢大吃大喝。这就是不良的睡眠卫生习惯
良好的 睡眠卫生 习惯	定时休息，准时上床，准时起床
	床铺应该舒适、干净、柔软度适中，卧室应该保持安静，光线与温度适当
	床是用来睡眠的地方，不要在床上读书、看电视或听收音机
	每天规律的运动有助于睡眠
	傍晚以后忌喝酒、咖啡、茶，也不要抽烟
	在睡前忌大吃大喝，可在睡前喝一杯热牛奶
结语	不良的睡眠卫生习惯会破坏正常的睡眠–觉醒节律，形成对睡眠的错误概念，引起不必要的睡前兴奋，从而导致失眠

114. 如何进行健康教育

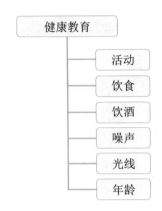

典型案例	许某，28 岁，经常在睡觉前喝绿茶，而且晚上喜欢在跑步机上跑步。经专家分析，建议小许接受睡眠健康教育
健康教育	在上床入睡前 4～6 小时不要服用含咖啡因或尼古丁类的食物或药物
	戒酒，因为它会导致兴奋和更多的片断睡眠
	入睡前避免饮用液体过多；睡眠前 5～6 小时不要进行锻炼；减少白天睡觉时间
	在上床前不要做剧烈运动，在睡眠期间噪声、光线、温度等都应降到最低或适宜的状态
	睡眠能力随着年龄增长而下降，因此老年入睡眠时间缩短并非病态
结语	睡眠健康教育主要涉及患者的生活方式和环境因素

115. 如何才能增强失眠患者晚上的睡眠欲望

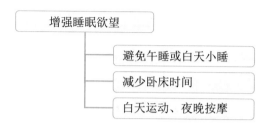

典型案例	李某，32 岁，晚上特别兴奋，睡不着觉，睡眠欲望低，但白天就比较疲乏。经专家诊断，建议通过睡前温水浴增加睡眠欲望

	避免午睡或小睡	白天小睡时间过长或过晚都可减弱夜晚睡意而难以入睡
增强睡 眠欲望	尽量减少卧床时间	减少卧床时间来提高睡眠效率
	白天运动、夜晚按摩	白天运动可促进夜晚的睡眠，特别是慢波睡眠。晚上可以通过按摩放松肌肉，以利于入睡
	睡前温水浴	睡前洗温水澡有助于入睡，但应避免水温过热或过冷

结语	通过避免午睡或白天小睡、减少卧床时间、白天运动、夜晚按摩等方法可以增强失眠患者晚上的睡眠欲望

116. 常见的催眠方法有哪些

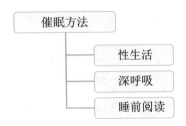

典型案例	王某，33 岁，入睡困难，睡着后易醒，平均睡眠时间 3～4 小时。专家建议，于睡前进行性生活，并根据失眠的程度适当延长了性生活的时间，结果有效改善了失眠的症状	
催眠方法	性生活	一次约 30 分钟的性生活等于男性长跑 1000m 所消耗的能量，并且男性常常会很快入睡
	深呼吸	调节神经紧张度，使心率变得缓慢，心境平和，使失眠者身心放松，很快地进入睡眠状态
	睡前阅读	并不是最有效的催眠手段，但适当选择适合睡前阅读的书用以催眠，作用好于服用镇静催眠药物
结语	催眠方法包括性生活、深呼吸和睡前阅读	

117. 为何要重视老年人的失眠问题

```
老年人的失眠问题
        ├── 老年抑郁症的前驱症状
        └── 阿尔茨海默病等脑器质性疾病的前驱症状
```

典型案例	李某，65 岁，丧偶，退休后，一直独居，子女多忙于自己的工作，疏于对他的关心和照顾。这种孤独的生活，造成了李某心情非常不愉快，导致了失眠、情绪低落、悲观厌世等症状。这就是以失眠为前驱症状的老年抑郁症，需要引起重视
老年人的失眠问题	老年抑郁症的前驱症状很可能是从失眠开始
	阿尔茨海默病等脑器质性疾病的前驱症状也可以是失眠
结语	老年人的失眠较多是身心疾病的症状或诱发因素，如果老年人失眠长期不愈，容易发生原发性高血压、冠心病和脑血管意外等疾病，应该重视老年人的失眠问题

118. 失眠患者在失眠认识方面存在的问题有哪些

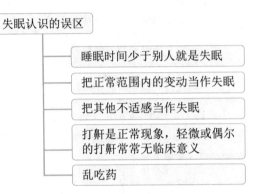

典型案例	杨某，35岁，睡觉时经常做梦，他认为自己失眠了，于是随意找几片镇静催眠药吃，但并没有缓解。这就是属于对失眠的认识存在误区	
失眠认识的误区	睡眠时间少于别人	对于每个个体来说，睡眠时间还是因人而异的
	正常范围内的变动	外界环境因素和精神刺激引起的暂时失眠，不是失眠
	其他不适感	疲乏无力，不是失眠；有的人把做梦与睡眠不好相联系
	打鼾	正常现象，轻微或偶尔的打鼾常常无临床意义
	乱吃药	个别患者自行服用过多的药物，产生了对药物的耐药或依赖
结语	树立正确的睡眠观念，走出睡眠认识的误区	

119. 如何避免老年人多睡

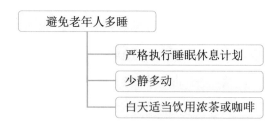

典型案例	王某，68 岁，白天犯困，晚上睡不着。通过检查，排除了躯体疾病所致的多睡。此外，通过制定睡眠休息计划，并适当地运动，有效地避免了王某多睡的现象
避免老年人多睡	制订自己的睡眠休息计划，并且必须严格执行，保证每天睡眠时间在 6～10 个小时
	生活中注意少静多动，尤其是不要晚上长时间的静坐看电视
	白天可以适当饮用浓茶或咖啡等饮料，以避免白天犯困，晚上睡不着
结语	如果发现老年人多睡，应该进行多方面的检查，排除躯体疾病和脑部器质性疾病所致的多睡，早发现早治疗

120. 老年人多睡的危害是什么

老年人多睡的危害
- 促进脑的衰老
- 增加脑血栓形成的发生率
- 容易造成肢体活动不灵活
- 增加患冠心病等躯体疾病的概率

典型案例	张某，70 岁，喜静懒动，白天困倦，平时多睡，近日突发脑梗死，这就是老年人多睡的危害
老年人多睡的危害	如果老年人多睡，会使其新陈代谢降低，脑部功能减退，记忆力下降，促进脑的衰老
	多睡的老年人易发生脑血管意外，尤其是增加脑血栓形成的发生率
	多睡的同时必然多静，这是造成肢体活动不灵活、四肢僵硬、精神差、无朝气的原因
	多睡还使发生冠心病等躯体疾病的概率增加
结语	老年人多睡危害较多，应避免其多睡

121. 怎样预防儿童失眠症

```
┌─────────────────┐
│  预防儿童失眠症   │
└─────────────────┘
    │   ┌──────────────────────┐
    ├───│  减少晚间的学习任务      │
    │   └──────────────────────┘
    │   ┌──────────────────────┐
    ├───│  鼓励参加下午的课外体育活动 │
    │   └──────────────────────┘
    │   ┌──────────────────────┐
    ├───│  晚上少看或者不看电视     │
    │   └──────────────────────┘
    │   ┌──────────────────────┐
    └───│  建立良好的作息时间      │
        └──────────────────────┘
```

典型案例	庞某，12 岁，经常做作业到深夜，最近他睡眠出现了问题，入睡比较困难，导致白天没精神。最后在医生的指导下，通过减轻晚间的学习任务，恢复了良好的睡眠–觉醒周期
预防儿童失眠症	减少晚间的学习任务
	鼓励参加下午的课外体育活动，尽量避免同学间的打仗和斗殴事件发生
	晚上少看或者不看电视，避免看电视成瘾
	建立良好的作息时间，以免打乱他的睡眠节律
结语	如果儿童确实出现了睡眠问题，可以尝试在医生的指导下使用小剂量的镇静催眠药物，帮助他们重新建立良好的睡眠–觉醒周期，一旦好转，及时停药

122. 行为治疗是一种行之有效的治疗失眠的方法吗

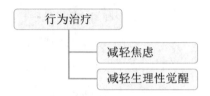

典型案例	夏某，28 岁，失眠患者。常规使用催眠药 2 周以上后，睡眠质量变得更差。通过减轻焦虑的治疗，失眠症状得以缓解。这就是行为治疗
行为治疗	在治疗失眠时，一定要基于这样一个前提，即减轻焦虑和生理性觉醒
	睡眠差的人焦虑和抑郁程度也很重，如果考虑到失眠者是高度生理性觉醒的人，将最初来自减少焦虑的行为疗法扩大到失眠的治疗就顺理成章了
结语	对初发的失眠患者，行为治疗和药物治疗同样有效

123. 治疗失眠的物理疗法有哪些

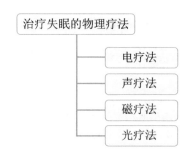

典型案例	明某，29岁，反复失眠，严重影响了日常生活。最近通过音乐疗法，其失眠症状得到有效改善	
物理疗法	电疗法	包括高压低频电流疗法、高压静电疗法、电睡眠疗法和低压静电治疗
	声疗法	包括超声波疗法、音乐疗法
	磁疗法	利用磁场作用于机体或穴位的外治法
	光疗法	利用阳光或人工光线（红外线、紫外线、可见光、激光）防治疾病和促进机体康复的方法
结语	综合应用声、电、磁及药物导入和心理治疗，结合药物治疗，提高失眠症治疗效果	

124. 物理治疗的仪器和手段有哪些

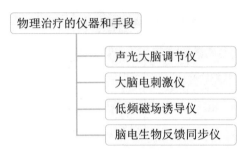

典型案例		强某，33 岁，严重失眠患者，最经运用大脑电刺激仪进行治疗，睡眠质量得到有效提高
物理治疗的仪器和手段	声光大脑调节仪	使用脉冲音调和闪灯，对大脑进行声光刺激，让使用者进入平和与宁静的睡眠状态
	大脑电刺激仪	迅速让使用者进入睡眠状态，常用于治疗顽固性失眠
	低频磁场诱导仪	使神经元兴奋程度逐渐降低，抑制占主导地位，加速入眠过程
	脑电生物反馈同步仪	临床用于治疗失眠所需的脑电波节律，还有暗示和自我放松等机制在起作用
结语		物理治疗仪主要影响脑电波，从而使患者进入睡眠状态

125. 什么是失眠的认知疗法

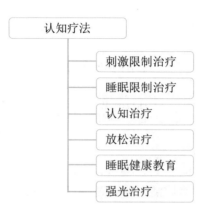

典型案例	赵某，28 岁，认为每天晚上必须睡 8 小时以上，但是往往很难达到，导致经常性失眠。通过纠正他的不良认知，从而改善睡眠质量
失眠患者不合理的信念和态度表	不切实际的睡眠期望
	对造成失眠原因的错误看法
	过分夸大失眠的后果
	每晚试图控制睡眠
	缺乏睡眠感，失眠患者对睡眠的主观体验与多导睡眠图客观记录存在较大差别
结语	认知治疗就是对特定的、不合理的睡眠认知的矫正，挑战它们的有效性，通过认知重构技术，如再归因训练、假设检验、再评价、注意转移等技术，重新形成他们的更具适应性的态度

126. 什么是刺激限制治疗，如何操作

```
┌─────────────────┐
│ 刺激限制治疗      │
└─────────────────┘
    │
    │  ┌──────────────────────────────────┐
    ├──│ 患者把入睡与床、卧室等重新建立联系    │
    │  └──────────────────────────────────┘
    │  ┌──────────────────────────────────┐
    └──│ 通过缩短与睡眠无关的活动和强制执      │
       │ 行一个睡眠-觉醒时间表               │
       └──────────────────────────────────┘
```

典型案例	许某，35 岁，进入卧室后要睡觉但难以入睡，还有挫折感、易激惹。通过刺激限制治疗，其睡眠质量得到有效改善
刺激限制治疗的操作	（1）只有当困倦时才上床睡觉
	（2）如果不能在 15～20 分钟以内入睡，离开床到另一间屋子，感到困倦时才回到卧室
	（3）每天晚上可以经常重复（1）（2）过程
	（4）每天早晨按时起床（有规律），不要计算一晚上共睡了几个小时
	（5）不要在床上进行与睡眠不适应的活动
	（6）白天的午睡和小睡时间不宜太长
	（7）仅仅为了睡眠和性才使用床和卧室
结语	刺激限制治疗对老年人睡眠潜伏期延长和睡眠持续障碍 2 种失眠类型均有疗效

127. 什么是睡眠放松疗法

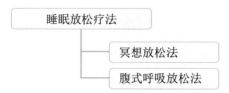

典型案例	潘某，28岁，长期失眠，通过放松训练，睡眠质量得以改善
放松训练的原则	计划进行放松练习后，要下决心坚持每天练习，以形成一种习惯
	每天练习2～3次，练习越多越容易放松
	放松疗法应选择在安静整洁的房间，光线柔和，房间周围没有噪声，避免被人打断
	忌空腹或饱餐后练习，室温不能太热或太冷
	初练习者可选择舒适的姿势躺着，以后也可坐着或站着练习
	要以"主动的态度"去练习
	练习时，要注意采用正确的呼吸方式
	记录练习过程，评价放松步骤是否适合自己
结语	常用的放松方法有认知或冥想放松法、腹式呼吸放松法、自我暗示法和生物反馈等方法

128. 什么是刺激控制疗法

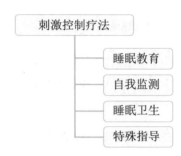

典型案例	赵某，33 岁，严重入睡困难，越想早点睡觉就越睡不着，焦躁不安。专家建议，通过刺激控制疗法，重新建立上床与睡眠的关系
刺激控制疗法的具体内容	不要早上床，只在出现睡意时再上床
	不要在床上做睡眠以外的事
	卧床 15～20 分钟仍不能入睡，起床去另一个房间做些平静的活动，直到产生睡意
	如果在短期内仍然不能入睡，请重复第三点，必要时在夜间不厌其烦地重复
	每天早晨把闹钟调到同一时间，一响就起床
	白天不要打瞌睡或午睡
结语	进行刺激控制疗法时，让患者有充分的心理准备，在第一周时睡眠可能变得更糟，只要坚持，就能够逐步建立正常的睡眠–觉醒节律

129. 暗示疗法能治疗失眠吗

暗示疗法

> 医生通过言语，配合药物、针灸、电刺激等其他医疗措施来诱导患者

> 他们能够接受医生的治疗性意见，从而达到治疗失眠的目的

典型案例	朱某，38 岁，长久失眠。最近，他在准备睡觉时，给自己积极的心理暗示："今天好累，过会儿，我就会睡着进入梦乡"，很好地解决了失眠问题
暗示疗法	暗示法治疗失眠是利用患者已建立起的睡眠条件反射，让患者的行为和意识与睡眠联系在一起，最终使抑制作用迅速扩散开来，从而进入睡眠状态
结语	暗示治疗失眠的方法根据人们接受暗示的强弱及难易程度而有所不同，关键是临床上设法使患者进入睡眠状态，然后医生借助语言暗示，以消除患者的病理心理和躯体障碍

130. 言语暗示法如何进行

```
┌─────────────┐
│ 言语暗示法 │
└─────────────┘
        ┌──────────────────────────────────────┐
        │ 用单调、重复而坚定的言语对患者说："全 │
        │ 身放松，闭上眼睛，慢慢睡吧" │
        └──────────────────────────────────────┘
        ┌──────────────────────────────────────┐
        │ 也可用单调重复的水滴声、节拍器声作"催 │
        │ 眠曲" │
        └──────────────────────────────────────┘
```

典型案例	赵某，45 岁，长期失眠。通过医生的言语暗示疗法，使其失眠得到了改善
言语暗示法	在光线暗淡的房间里，让患者安静地躺在床上，两手下垂，全身松弛，双目凝视正前方某一物体，然后医生用单调、重复而坚定的言语对患者说："全身放松，闭上眼睛，慢慢睡吧。"也可用单调重复的水滴声、节拍器声作"催眠曲"使患者慢慢进入催眠状态。此时，患者的大脑皮质和心理矛盾被抑制，一旦对外界刺激失去感知，全身骨骼肌松弛，患者则进入睡眠状态
结语	言语暗示时，患者的大脑皮质和心理矛盾被抑制，一旦对外界刺激失去感知，全身骨骼肌松弛，便进入睡眠状态

131. 如何进行全身肌肉放松训练

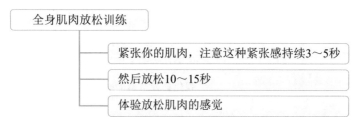

典型案例		王某，28 岁，长期失眠。按照放松的程序，治疗 3 个疗程，失眠的症状得以缓解
放松的程序	足部	把脚趾向后伸，收紧足部的肌肉，然后放松，重复
	腿部	伸直腿，翘起脚趾指向你的脸，然后放松，弯起你的腿，重复
	腹部	向里、向上收紧腹部肌肉，然后放松，重复
	背部	拱起背部，放松，重复
	肩部/脖子	耸起双肩，头部向后压，放松
	手臂	伸出双臂、双手，放松，弯起手臂，重复
	脸部	紧张前额和脸颊，皱起眉头，咬紧牙关
	全身	紧张全身肌肉，保持全身紧张几分钟
结语		练习时，可以播放事前录制指导语的录音带，随着指导语集中注意力在各部位肌肉，然后进行放松和重复的程序

132. 如何保养好你的生物钟

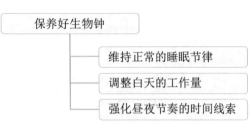

典型案例	赵某，42 岁，注重生物钟的保养，注重正常的睡眠节律，睡眠质量显著改善
生物钟的保养	维持固定的上床和起床时间，即使是周末或假日
	如果长期工作时间过长，导致每天睡眠时间过少，出现入睡困难，解决之道反而是要调整白天的工作量，以使夜晚能在固定时间上床，安心睡觉
	强化昼夜节奏的时间线索，如白天多晒太阳，晚上避免强光照射
结语	昼夜节律的睡眠，清醒和饮食行为都是由于生物钟作用

133. 什么是音乐疗法

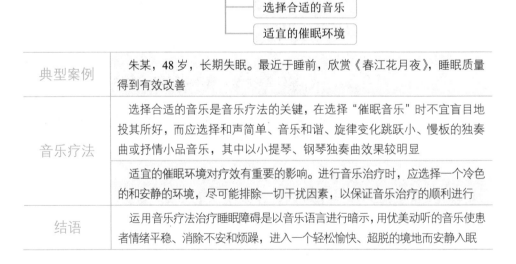

典型案例	朱某，48 岁，长期失眠。最近于睡前，欣赏《春江花月夜》，睡眠质量得到有效改善
音乐疗法	选择合适的音乐是音乐疗法的关键，在选择"催眠音乐"时不宜盲目地投其所好，而应选择和声简单、音乐和谐、旋律变化跳跃小、慢板的独奏曲或抒情小品音乐，其中以小提琴、钢琴独奏曲效果较明显
	适宜的催眠环境对疗效有重要的影响。进行音乐治疗时，应选择一个冷色的和安静的环境，尽可能排除一切干扰因素，以保证音乐治疗的顺利进行
结语	运用音乐疗法治疗睡眠障碍是以音乐语言进行暗示，用优美动听的音乐使患者情绪平稳、消除不安和烦躁，进入一个轻松愉快、超脱的境地而安静入眠

134. 什么是光照治疗

```
        ┌─────────────────┐
        │    光照治疗      │
        └─────────────────┘
              │
              │  ┌──────────────────────────────────┐
              ├──│ 光源：能发出2500lx（相当于200倍普通 │
              │  │ 室内光）的光箱，放在患者面前约1m左   │
              │  │ 右的地方                          │
              │  └──────────────────────────────────┘
              │  ┌──────────────────────────────────┐
              └──│ 时间：在每天清晨或傍晚连续照射2～3   │
                 │ 小时，以达到影响人体睡眠–觉醒生理时   │
                 │ 钟前移或延迟的效果                 │
                 └──────────────────────────────────┘
```

典型案例	许某，52岁，长期倒班，引起了睡眠障碍。近日采用光照治疗，疗效显著
光照治疗	照射强度不够或时间过短均不能产生疗效，但照射强度过大或时间过长，则会由于剂量过重而产生头痛、头晕、烦躁不安等症状
结语	光照治疗主要用于睡眠节律失调性睡眠障碍患者，如睡眠时相延迟综合征、倒班引起的睡眠障碍及有时差问题者；还有慢性疲劳综合征及睡眠呼吸暂停低通气综合征等患者；也可以治疗年龄相关性睡眠障碍（老年失眠患者）和多种内源性睡眠障碍患者

135. 光疗法有哪些新的进展

```
        ┌─────────────────┐
        │    新型光源      │
        └─────────────────┘
              │
              │  ┌──────────────────────┐
              └──│   发光二极管（LED）    │
                 └──────────────────────┘
```

典型案例	马某，46岁，长期失眠。近日采用新型光源——发光二极管治疗，效果显著
发光二极管	为固体冷光源，耗能小，采用电致发光，无热辐射，无红外线、紫外线成分，无频闪，不含有毒废弃物，环保
	使用低压电源，安全，电源稳定性好，寿命长
	体积小，重量轻，电力实现简单，更利于家庭携带
结语	携式 LED 光源是褪黑素产生时相变化的有效方法，其中蓝/绿 LED（497nm）更有效

136. 失眠患者的心理治疗都有哪些

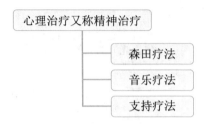

典型案例	李某，28 岁，长期失眠，伴发焦虑症状。通过医生的解释，李某了解了失眠的有关因素，调整了自己的情绪，失眠得以好转
心理治疗	通过医生的语言、表情、姿势、态度和行为，帮助患者了解发病的原因和相关因素
	影响或改变患者的感受、认识、情绪及行为
	促进机体的代偿功能，增强抗病能力，改善或消除患者的病理心理状态及由此引起的各种躯体症状，重视调整个体与环境之间的平衡，从而达到治疗目的
结语	心理疗法不仅治疗患者失眠，更重要的是治疗其失眠伴随的症状，适用于以情绪因素起主导作用引起的失眠

137. 什么是森田疗法

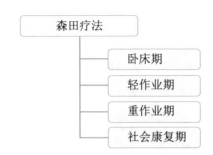

典型案例	马某，35 岁，患有严重的失眠症，并伴有强迫症。采用森田疗法治疗一段时间后，患者克服了心理障碍，失眠症也得到了缓解
森田疗法治疗要点	做详细的身体检查，排除各种躯体疾病，以明确失眠原因
	帮助患者克服"害怕"心理的心理障碍，以平静的心情去学习、工作和生活。即使患者感到不适，也要帮助其坚持，使患者相信坚持就会好转
	不要过分注意自己的症状，不要向亲人、同事诉说，即使诉说，亲人也不听、不回答患者的各种病诉
	患者要主动接受症状，而不要企图排斥它
结语	森田疗法主要适用于强迫症、疑病性神经症、焦虑症及恐怖症，而这些疾病往往伴有严重的失眠症

138. 什么是胰岛素低血糖疗法

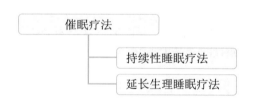

典型案例	牛某，28 岁，长期失眠，伴有神经衰弱。采用胰岛素低血糖疗法，1个疗程，疗效显著
胰岛素低血糖疗法	每日清晨空腹肌内注射胰岛素 4～80 单位，最小剂量应从 4 单位开始，逐渐增加，一般隔日增加 4～8 单位。开始时剂量增加可以大些
	治疗反应以达到低血糖状态或浅朦胧状态为标准，一般卧床 2～4 小时，结束治疗后口服糖水（必要时静脉注射 50%的葡萄糖注射液）
	治疗期间特别应加强营养补充。每日 1 次，一般 30～60 次为 1 个疗程
结语	胰岛素低血糖疗法适应证有神经衰弱和失眠等，对于伴有胃肠功能失调的焦虑症、抑郁性神经症也有效

139. 什么是催眠疗法

催眠疗法	持续性睡眠疗法	除三餐和大小便时间外，基本上都使患者卧床，处于睡眠状态，可使用较平常剂量大一些的镇静类药物。每天睡眠时间维持在 12～20 小时，10 天为 1 个疗程
	延长生理睡眠疗法	多与胰岛素低血糖治疗综合进行，只在每晚睡前给 1 次催眠药。此法安全，几乎没有药物的不良反应，患者舒适轻松，每天还可保持一定的休息时间
结语	催眠疗法是对失眠症状的直接治疗法，按其做法又分为持续性睡眠疗法和延长生理睡眠疗法 2 种	

140. 什么是自我催眠法

```
自我催眠法
        │
        ├── 深度放松的催眠程序
        │
        └── 帮助患者有效地处理隐藏于失眠之后
            的应激、紧张、抑郁与焦虑
```

典型案例	张某，48 岁，长期失眠，采用自我催眠法进行治疗后，失眠得以缓解
自我 催眠法	伴有抑郁症状者服用丙米嗪
	指导实行"刺激控制指导"
	保持轻松的精神状态，避免在睡觉前服用含咖啡因的饮料、饮酒和进食大量食物
	平静地卧床容易产生睡意，使患者不必担心夜晚能否睡着
	予以深度放松训练，诱导患者产生入睡后会获得舒适体验的暗示
	教会患者使用自我催眠法
	教会患者如何实施自发性训练
	将练习目的放在体验沉重和温馨的感觉上
结语	自我催眠法是一种深度放松的催眠方法，为帮助患者有效地处理隐藏于失眠之后的应激、紧张、抑郁与焦虑

141. 什么是睡眠剥夺疗法

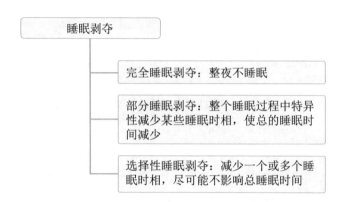

典型案例	马某，37 岁，整天没精神，唉声叹气，长期失眠，采用睡眠剥夺疗法后，抑郁症状得以减轻，失眠症状也得以缓解
睡眠剥夺疗法	每周剥夺 1 夜睡眠（平均约 40 个小时不睡），有进步后，间隔延长至 4 周 1 次。治疗后部分患者可能会激起抑郁症状的日波动或使原有波动加重，这被看作是预后有力的迹象
结语	睡眠剥夺疗法主要用于抑郁症性失眠，这是因为剥夺睡眠能改善一些失眠者的抑郁情绪，同时纠正患者对失眠的恐惧

142. 什么是失眠的自然疗法

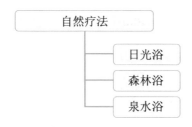

典型案例		朱某，37 岁，长期失眠，伴有神经衰弱，服用各种药物后疗效甚微，采用日光浴治疗后，失眠等症状得以有效缓解
自然疗法	日光浴	利用太阳的辐射作用治疗失眠引起的神经衰弱等症状
	森林浴	在森林公园或人造树林中较多地裸露身体,尽情呼吸,利用森林中洁净的空气和特有的芳香,以达到防治神经衰弱及失眠等疾病的目的
	泉水浴	利用自然温泉进行洗浴以达到防治失眠的作用
结语		自然界中温度、湿度、气候等改变都会对人体产生影响，而人体自身的心理、生理、生化的节奏和变化，必须适应外界环境，这样人才能保持健康

143. 什么是沐浴疗法

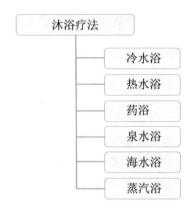

典型案例	赵某，28岁，长期失眠，通过热水浴治疗，失眠得以缓解
沐浴疗法	对于失眠患者最常用的是热水浴，这种方法便于操作，患者可在家自行应用，不需特殊准备
	热水浴一般是使水温保持在40～50℃。可在热水中沐浴30～40分钟；也可每冰浴8～10分钟，出来休息3～5分钟，再进入热水中沐浴
结语	热水浴催眠机制是患者沐浴后身体血管扩张，促进血液循环，增强人体新陈代谢，具有镇静、减轻心血管负担和止痛等作用

144. 什么是田园疗法

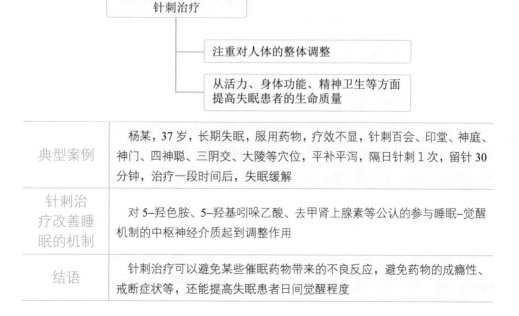

```
田园疗法
    ├── 在田园中劳动、休息或居住
    └── 可达到防病治病目的
```

典型案例	李某，52岁，长期失眠，最近通过种花、种菜，睡眠质量得到了提高
田园疗法	田园疗法操作方法简便，容易掌握，宜于推广应用
	失眠患者可选择固定的时间在田园中劳动或运动，体质弱、失眠严重的患者可在田园中休息或居住。开始进行田园治疗时，劳动或运动量不宜过大，应循序渐进地进行
结语	失眠患者在田园中劳动或运动，可以锻炼身体，增强体质，培养愉快平静的情绪和积极向上的精神，克服抑郁心情，利于入睡

145. 针刺治疗睡眠障碍的作用

```
针刺治疗
    ├── 注重对人体的整体调整
    └── 从活力、身体功能、精神卫生等方面
        提高失眠患者的生命质量
```

典型案例	杨某，37岁，长期失眠，服用药物，疗效不显，针刺百会、印堂、神庭、神门、四神聪、三阴交、大陵等穴位，平补平泻，隔日针刺1次，留针30分钟，治疗一段时间后，失眠缓解
针刺治疗改善睡眠的机制	对5-羟色胺、5-羟基吲哚乙酸、去甲肾上腺素等公认的参与睡眠-觉醒机制的中枢神经介质起到调整作用
结语	针刺治疗可以避免某些催眠药物带来的不良反应，避免药物的成瘾性、戒断症状等，还能提高失眠患者日间觉醒程度

146. 哪些失眠患者适合应用褪黑素

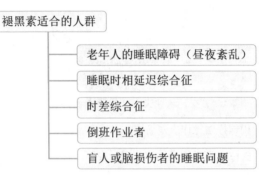

褪黑素适合的人群
- 老年人的睡眠障碍（昼夜紊乱）
- 睡眠时相延迟综合征
- 时差综合征
- 倒班作业者
- 盲人或脑损伤者的睡眠问题

典型案例	关某，42 岁，经常倒班，导致长期的失眠。服用褪黑素后入睡时间缩短，睡眠质量改善，睡眠中觉醒次数明显减少，而且睡眠结构得到调整，浅睡眠阶段缩短，深睡眠阶段延长，次日早晨唤醒阈值下降，睡眠得到改善
褪黑素	褪黑素分泌受光照的调控，呈明显的昼夜节律性，与动物和人的睡眠–觉醒周期密切相关
结语	不应过分夸大褪黑素的作用，而将其用于各种类型睡眠障碍；但也不应完全否定褪黑素的治疗作用

147. 为什么褪黑素能改善睡眠

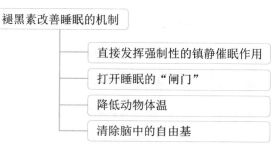

典型案例	齐某，37 岁，季节性失眠，夏天失眠明显，通过夏天服用褪黑素治疗后，症状得以改善
褪黑素的催眠作用机制	褪黑素有直接发挥强制性的镇静催眠作用，但是无法解释夜行动物虽然也在夜间出现褪黑素分泌高峰，但此时动物并未出现镇静现象
	褪黑素作用于脑的特殊部位，通过打开睡眠的"闸门"而使动物容易入睡
	褪黑素通过降低动物体温而诱导动物产生睡眠
	褪黑素是一种强抗氧化剂，通过清除脑中的自由基而诱导睡眠
结语	在褪黑素的生物学作用中，除调节生物节律失调性睡眠障碍外，还有直接的催眠作用

148. 镇静催眠药物有哪几类

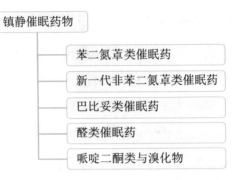

典型案例	董某，43 岁，经常性失眠，服用艾司唑仑后，睡眠质量得以改善
镇静催眠药物	小剂量产生镇静作用，使人安静，解除焦虑不安和烦躁情绪，保持意识清醒，保持运动功能正常
	中等剂量引起睡眠，即催眠作用
	某些镇静催眠药物大剂量使用时可产生麻醉作用和抗癫痫作用
	中毒剂量则使呼吸和心跳中枢明显抑制，出现昏睡、呼吸麻痹，甚至导致死亡
结语	在使用镇静催眠药物时，一定要按照医生的处方剂量和使用方法服用，切勿过量使用

149. 第一代镇静催眠药物有哪些

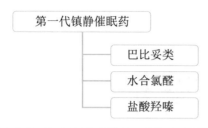

典型案例		张某，47 岁，长期失眠难以入睡，服用异戊巴比妥后，失眠症状改善
巴比妥 类药物	长效类	巴比妥、苯巴比妥，作用持续时间 6～8 小时
	中效类	异戊巴比妥、戊巴比妥，作用时间 4～6 小时
	短效类	司可巴比妥（速可眠），作用时间为 2～3 小时
	超短效类	硫喷妥钠，作用时间仅 15 分钟
结语		巴比妥类为经典的镇静催眠药，可缩短睡眠潜伏期，延长慢波睡眠第Ⅲ期、第Ⅳ期，延长睡眠总时间；而且对快波睡眠有影响，用药后首次进入快速眼动睡眠时间延长，使快波睡眠总次数和持续时间缩短

150. 第二代镇静催眠药物有哪些

第二代镇静催眠药

苯二氮䓬类（安定类）药物

典型案例		许某，45 岁，长期失眠，平均睡眠时间为 3～4 小时，服用艾司唑仑后，睡眠时间能达到 6 小时
苯二氮 䓬类	长效类	地西泮、氯氮䓬，作用时间可达 50～100 小时
	中效类	硝西泮、艾司唑仑、劳拉西泮等，作用时间 15～30 小时
	短效类	有三唑仑、咪达唑仑等，作用时间 0.5～5 小时
结语		苯二氮䓬类药物已成为使用最广泛的镇静催眠药

151. 常用的苯二氮䓬类镇静催眠药物有哪些

苯二氮䓬类镇静催眠药物

地西泮、氟西泮、硝西泮、氯硝西泮、阿普唑仑、艾司唑仑、劳拉西泮、氟硝西泮、三唑仑、咪达唑仑、替马西泮

典型案例		张某，32 岁，失眠，睡后易醒，临睡前服用地西泮能够缩短入睡潜伏期，增加总睡眠时间，减少觉醒次数
苯二氮䓬类镇静催眠药物	地西泮	用于失眠、焦虑症、癫痫、肌肉痉挛等多种疾病的治疗
	氟西泮	适用于入睡困难与睡眠维持困难者，更适合用于早醒者
	硝西泮	入睡困难和早醒者均可应用
	氯硝西泮	用于各种焦虑性精神障碍、癫痫、强迫症、躁狂状态、迟发性运动障碍、震颤等
	阿普唑仑	用于焦虑性疾病和抑郁症
	艾司唑仑	入睡快而平静，睡眠时间和睡眠质量均有良好地改善
	劳拉西泮	口服用于失眠患者
	氟硝西泮	能够迅速诱导入睡，主要用于各种类型失眠症
	三唑仑	最适合用于入睡困难者
	咪达唑仑	各种失眠，特别适用于入睡困难者
	替马西泮	适用于入睡困难的失眠患者
结语		苯二氮䓬类镇静催眠药物种类较多，临床应用应根据药物的作用特点来选择

152. 苯二氮䓬类镇静催眠药物有哪些特点

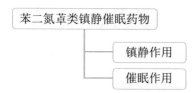

典型案例	赵某，36 岁，长期失眠，入睡困难，睡后易醒，服用三唑仑后，夜间惊醒次数减少，睡眠质量提高
苯二氮䓬类镇静催眠药物特点	口服吸收良好，根据半衰期长短不同，可分为短、中和长半衰期 3 种
	短半衰期类有咪达唑仑和三唑仑；中半衰期类有替马西泮和艾司唑仑；长半衰期有氟西泮等
结语	这类药物的主要作用机制是阻断边缘系统向大脑皮层传递的兴奋性冲动

153. 第三代镇静催眠药物有哪些

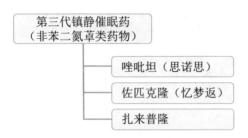

典型案例		齐某，43 岁，入睡困难、睡后易醒、多梦及早醒，服用唑吡坦后，疗效显著
第三代镇静催眠药	唑吡坦	用于短暂性、偶发性失眠或慢性失眠的短期治疗。对入睡困难、睡后易醒、多梦及早醒等症状有较好的疗效，对缩短入睡时间、提高睡眠质量有良好的作用
	佐匹克隆	抑郁和焦虑性失眠者疗效显著，对神经性失眠、心因性失眠及单纯性失眠亦有良效，尤适用于不能耐受次晨残余作用的患者
	扎来普隆	主要用于成年人失眠的短期治疗
结语		第三代镇静催眠药作用时间都比较短，为 0.5～5 小时，催眠效果好，在小剂量时能缩短入睡时间，延长睡眠时间，不影响睡眠节律，在较大剂量时，慢波睡眠第 II 期和第 III 期、第 IV 期时间延长，快波睡眠时间缩短

154. 针对不同形式的失眠，如何选择镇静催眠药物

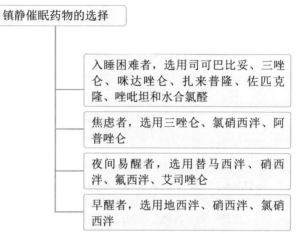

典型案例		杨某，56 岁，长期失眠，以夜间易醒为主，服用氟西泮后，夜间觉醒次数减少，睡眠质量改善
镇静催眠药物的选择	入睡困难者	选用诱导入睡作用快速的药物，其中绝大多数为短半衰期的镇静催眠药，如司可巴比妥、三唑仑
	焦虑者	三唑仑、氯硝西泮、阿普唑仑
	夜间易醒者	选择能够延长慢波睡眠第Ⅲ期、第Ⅳ期和快波睡眠时间的镇静催眠药，如替马西泮、硝西泮
	早醒者	长效或中效的镇静催眠药，如地西泮、硝西泮、氯硝西泮
结语		针对不同形式的失眠，选用不同类型的镇静催眠药物

155. 什么是理想的镇静催眠药物

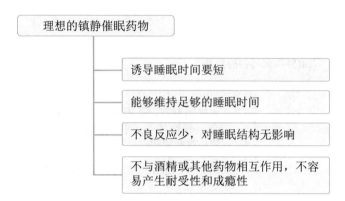

理想镇静催眠药物的特点	诱导睡眠时间要短，使患者能够迅速入睡
	一次服药后能够维持足够的睡眠时间，以满足个体的睡眠需要
	不良反应少，次日不遗留镇静作用
	对睡眠结构无影响，不影响记忆和呼吸功能
	药物本身不与酒精或其他药物相互作用，不容易产生耐受性和成瘾性，即使过量服用也不至于危及生命
结语	迄今尚无一个药物能够完全满足这些要求

156. 什么是镇静催眠药物的宿醉作用

镇静催眠药物的宿醉作用

- 也称为过度镇静
- 是一部分镇静催眠药的常见不良反应

典型案例	明某，43 岁，长期失眠，服用苯二氮䓬类药物后，第二天早晨起床后感到嗜睡、乏力、注意力不集中等症状，这就是药物的宿醉作用
宿醉作用	患者的失眠得到有效的改善，但在应当睡眠的时间以外，仍有昏昏欲睡的感觉，患者服药后第二天早晨起床后感到嗜睡、乏力、注意力不集中等，并且有行为功能损害及警觉性减退的现象，称为宿醉作用或宿醉现象
结语	宿醉作用的本质是药物的过度镇静作用，与药物半衰期有密切关系，也与剂量大小有关

157. 什么是耐药性

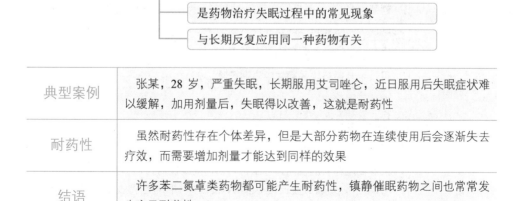

耐药性

- 是药物治疗失眠过程中的常见现象
- 与长期反复应用同一种药物有关

典型案例	张某，28 岁，严重失眠，长期服用艾司唑仑，近日服用后失眠症状难以缓解，加用剂量后，失眠得以改善，这就是耐药性
耐药性	虽然耐药性存在个体差异，但是大部分药物在连续使用后会逐渐失去疗效，而需要增加剂量才能达到同样的效果
结语	许多苯二氮䓬类药物都可能产生耐药性，镇静催眠药物之间也常常发生交叉耐药性

158. 什么是药物依赖性

```
药物依赖性
    ├── 反复或持久摄入某种药物
    └── 造成对于该种药物的精神和躯体上的依赖性
```

典型案例	许某，43 岁，长期服用镇静催眠药物，一旦停用，即感到焦虑不安、紧张、失眠，这就是药物依赖性
药物依赖性	依赖性的产生表示形成了一种行为类型，表现为一种需要，患者对于药物的需求十分迫切，不服药就感到焦虑不安、紧张、失眠
结语	对苯二氮䓬类药物产生依赖的患者是"治疗剂量依赖"，即常用治疗剂量就会产生依赖性，并非剂量越用越大才产生依赖，而是与应用时间长短相关

159. 如何应对镇静催眠药引起的失眠

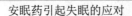

```
安眠药引起失眠的应对
    ├── 逐渐减少安眠药物量直至停药
    ├── 用长半衰期药物替换短半衰期药物
    ├── 加强心理治疗
    └── 辅助与支持治疗
```

典型案例	刘某，45 岁，长期服用镇静催眠药，为预防镇静催眠药引起的失眠，他选择不同药理特性的镇静催眠药物作合适的替换，以减少依赖性的产生
遵循的原则	逐渐减少镇静催眠药物量直至停药
	用长半衰期药物替换短半衰期药物
	加强心理治疗
	辅助与支持治疗也是十分重要的
	对于难治性的镇静催眠药相关性失眠可适当使用胰岛素低血糖治疗
结语	镇静催眠药物的使用，应坚持短期、间断性用药，不宜长时间使用（3个月以上），如确需较长时间应用，应选择不同药理特性或作用机制的镇静催眠药物作合适的替换，以减少依赖性的产生。不宜突然停用镇静催眠药物

160. 如何应对兴奋剂引起的失眠

```
┌─────────────────────┐
│ 兴奋剂引起失眠的应对 │
└─────────────────────┘
    │  ┌──────────────────────────────────────────┐
    ├──│ 首先针对兴奋剂依赖本身的治疗 │
    │  └──────────────────────────────────────────┘
    │  ┌──────────────────────────────────────────────────────┐
    └──│ 多采用综合治疗方法，包括西药治疗、心理治疗和中药治疗等方法 │
       └──────────────────────────────────────────────────────┘
```

典型案例	李某，42 岁，服用兴奋剂停用后，出现长期的失眠症状，服用丙米嗪治疗后，失眠得以改善	
兴奋剂引起失眠的应对	西药治疗	对于兴奋剂依赖所致急性或慢性中毒症状者可采用 β-肾上腺素受体阻断药，对于兴奋剂依赖所致戒断症状可选用抗抑郁药，对于睡眠障碍可给予地西泮、氯硝西泮等
	心理治疗	认知行为治疗最具实用性
	中药治疗	至今尚无系统性研究和肯定有效的结论
结语	在进行药物治疗时和药物治疗结束后，应同时进行心理治疗	

161. 如何合理应用镇静催眠药物

合理应用镇静催眠药物遵循原则
- 积极明确失眠原因，了解既往用药史
- 尽量选择服药方法便捷、价格适宜的药物
- 掌握药品的适应证和禁忌证，用药剂量个体化
- 安全合理用药，短期用药、逐渐减量与停药

典型案例	王某，48 岁，长期服用镇静催眠药物，医生为他制定了合理应用镇静催眠药物的原则，有效地改善了睡眠质量，降低了耐药性
遵循原则	积极明确失眠原因
	了解既往用药史
	尽量选择服药方法便捷、价格适宜的药物
	掌握药品的适应证和禁忌证，用药剂量个体化
	及时评价治疗效果，安全合理用药
	短期用药、逐渐减量与停药
结语	遵循以上原则，合理应用镇静催眠药物

162. 镇静催眠药物的不良反应有哪些

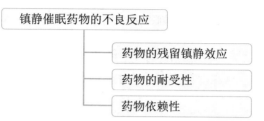

典型案例		刘某，43 岁，长期服用镇静催眠药物，停药后 2～3 天出现兴奋、焦虑等症状，这就是药物不良反应——药物依赖性
不良反应	残留镇静效应	白天出现头晕、困倦和昏昏欲睡等现象
	药物的耐受性	产生耐受性的原因在于那些长期用药者，逐渐对药物产生耐受后，催眠效果减弱，要想获得用药开始时同样的催眠效果则需要逐渐增加剂量，因而导致患者用药剂量越来越大
	药物依赖性	分为心理依赖和躯体依赖。患者由于心理依赖，只有在服药后才能入睡；躯体依赖表现为戒断症状
结语		镇静催眠药物的不良反应主要有药物的残留镇静效应、药物的耐受性及药物依赖性

163. 老年人为什么不能乱用镇静催眠药

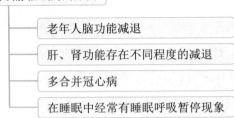

| 老年人不能乱用镇静催眠药的原因 |
| 老年人脑功能减退 |
| 肝、肾功能存在不同程度的减退 |
| 多合并冠心病 |
| 在睡眠中经常有睡眠呼吸暂停现象 |

典型案例	赵某，72 岁，长期失眠，服用镇静催眠药物后，近日出现肝区疼痛、浮肿、腹胀、食欲不振等症状。经医生分析，此为老年人服用镇静催眠药物的副作用
原因	老年人因为脑功能减退，对镇静催眠药物特别敏感，容易出现不良反应，造成镇静催眠药物服用过量，使药物性睡眠过深、过长
	老年人的肝、肾功能存在不同程度的减退，对药物和药物毒素的排泄时间延长，容易蓄积中毒
	大多数老年人合并冠心病，应用镇静催眠药物不当会对心脏产生不良影响
	老年人在睡眠中经常有睡眠呼吸暂停现象，服用镇静催眠药物可加重睡眠呼吸暂停症状，加重多种器官的负担
结语	老年人不要轻易使用镇静催眠药

164. 长期应用镇静催眠药物会引起记忆损害吗

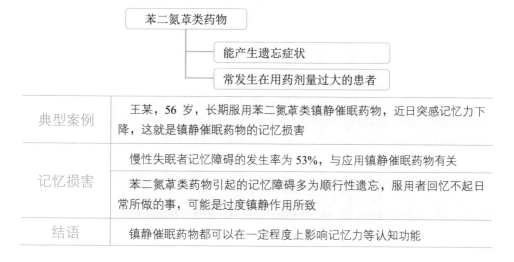

典型案例	王某，56 岁，长期服用苯二氮䓬类镇静催眠药物，近日突感记忆力下降，这就是镇静催眠药物的记忆损害
记忆损害	慢性失眠者记忆障碍的发生率为 53%，与应用镇静催眠药物有关
	苯二氮䓬类药物引起的记忆障碍多为顺行性遗忘，服用者回忆不起日常所做的事，可能是过度镇静作用所致
结语	镇静催眠药物都可以在一定程度上影响记忆力等认知功能

165. 长期应用镇静催眠药物安全吗

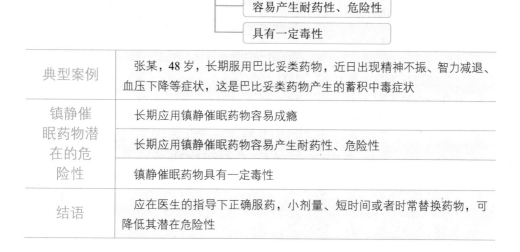

典型案例	张某，48 岁，长期服用巴比妥类药物，近日出现精神不振、智力减退、血压下降等症状，这是巴比妥类药物产生的蓄积中毒症状
镇静催眠药物潜在的危险性	长期应用镇静催眠药物容易成瘾
	长期应用镇静催眠药物容易产生耐药性、危险性
	镇静催眠药物具有一定毒性
结语	应在医生的指导下正确服药，小剂量、短时间或者时常替换药物，可降低其潜在危险性

166. 催眠药物治疗失眠有哪些新进展

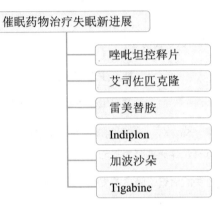

典型案例		朱某，32 岁，入睡困难，多梦，服用多种镇静催眠药物无效，改服加波沙朵后，睡眠质量得到了改善
催眠药物治疗失眠新进展	唑吡坦控释片	既可减少入睡时间，又可延长睡眠时间
	艾司佐匹克隆	对患者睡眠潜伏期、睡眠开始后的觉醒时间、觉醒次数、每周的夜间觉醒次数有明显改善
	雷美替胺	显著降低持续睡眠潜伏期，治疗患有严重入睡困难的成年失眠患者
	Indiplon	非苯二氮䓬类镇静催眠药，靶向作用于 γ-氨基丁酸 A 型受体的特定部位，是促进睡眠关键部位
	加波沙朵	明显改善失眠患者的入睡困难症状，可维持睡眠，耐受性好
	Tigabine	选择性抑制神经元及神经胶质对 γ-氨基丁酸再摄取的抑制剂
结语		非苯二氮䓬类药物的催眠作用逐渐得到应用

167. 抗抑郁药物能治疗失眠吗

抗抑郁药物治疗失眠

治疗情绪低落、兴趣减少等症状

治疗抑郁症伴发的失眠有效

典型案例	刘某，47 岁，慢性失眠患者，长期应用镇静催眠药物，伴随出现焦虑、抑郁症状，应用抗抑郁药物治疗后，焦虑抑郁症状得以缓解，失眠症状得以改善
抗抑郁药物治疗失眠	对抑郁症伴发的失眠有效，失眠是抑郁症普遍存在的躯体症状之一，随着抑郁症治疗的好转，失眠症状亦逐渐改善，而且常是最早出现的效应
	对一些慢性失眠患者也可获得良好的疗效
结语	应用抗抑郁药物治疗失眠，首选三环类药物，借助于三环类和杂环类抗抑郁药的抗胆碱能和抗组胺作用产生的嗜睡、困倦、镇静等不良反应来治疗失眠

168. 抑郁症引起的失眠如何治疗

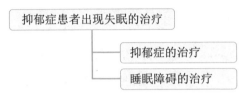

典型案例		赵某，37 岁，长期焦虑抑郁，伴发失眠，进行抗抑郁治疗后，抑郁症状改善，睡眠障碍也好转
抑郁症引起失眠的治疗	对因治疗	抗抑郁药物包括传统的三环类或四环类抗抑郁药
	睡眠障碍的治疗	用在抗抑郁药尚未发挥作用时或发病初期，因为抗抑郁药物起效太慢，目前常用的是苯二氮䓬类药物，仅作为早期使用，一旦症状被控制，抗抑郁药物起效，则逐渐减、撤镇静催眠药物
结语		如果抑郁症状改善，但是睡眠障碍反而加重，可考虑更换药物，并注意患者是否存在躁狂症状。如果睡眠障碍改善，但是抑郁症状无好转，应考虑增加抗抑郁药物剂量、增加药物或换药等，严重者还可考虑电休克治疗

169. 使用抗抑郁药物治疗失眠有哪些原则

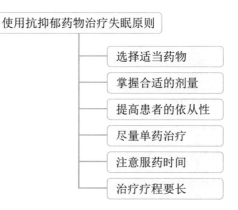

	要选择适当药物
	应掌握合适的剂量
	要向患者说明抗抑郁药物服用后都要经过 2~3 周才能起效，服用 1 个月随访看效果，不像镇静催眠药物是即刻的效果，提高患者的依从性
原则	治疗开始时，尽量单药治疗，不宜同时使用多种抗抑郁药物，以便于观察疗效及不良反应
	服药时间的选择同样重要
	治疗的疗程要足够长
结语	使用抗抑郁药物治疗失眠时，应该遵循上述原则

170. 临床常用的抗抑郁药物有哪些

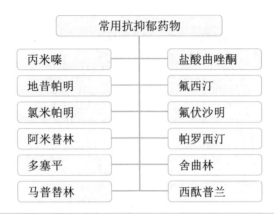

典型案例	赵某，47岁，长期失眠、抑郁，运用舍曲林治疗后，症状得以缓解	
常用抗抑郁药物	丙米嗪	治疗抑郁性精神障碍
	地昔帕明	缩短入睡潜伏期和改善睡眠的持续性
	氯米帕明	治疗强迫症的首选药物
	阿米替林	常用于睡眠障碍，尤其是年轻的慢性失眠患者
	多塞平	临床用于焦虑及失眠患者
	马普替林	临床用途与丙米嗪相似
	盐酸曲唑酮	适合有睡眠障碍的抑郁症患者
	氟西汀	治疗抑郁性精神障碍、强迫症、惊恐发作、神经性贪食
	氟伏沙明	其抗抑郁效果与三环类相当
	帕罗西汀	临床用于抑郁症及强迫症
	舍曲林	治疗抑郁性精神障碍及强迫症
	西酞普兰	治疗抑郁性精神障碍和强迫症
结语	根据上述抗抑郁药物的临床适应证，选择性的应用	

171. 躯体疾病伴失眠时应如何正确选用镇静催眠药物

```
正确选用镇静催眠药物
    ├─ 神经系统疾病伴随的失眠：避免使用镇静催眠药物
    ├─ 精神疾病伴随的失眠：在早期配合使用中半衰期或长半衰
    │   期的苯二氮䓬类药物
    ├─ 各种疼痛引起的失眠：选用苯巴比妥
    ├─ 心脏疾病患者出现的失眠：选择能缩短快波睡眠时间并且能够
    │   降低心率的催眠药物或选择对心血管影响较小的药物
    └─ 慢性肝、肾疾病患者伴发失眠：禁用氯硝西泮和三唑仑
```

典型案例		张某，57 岁，长期失眠，有冠心病病史，选用氯硝西泮治疗，对心血管影响较小
镇静催眠药物的正确选用	神经系统疾病伴随的失眠	避免使用镇静催眠药物，可使用小剂量抗精神病药物
	精神疾病伴随的失眠	在早期配合使用中半衰期或长半衰期的苯二氮䓬类药物
	各种疼痛引起的失眠	选用苯巴比妥，因为苯巴比妥可加强解热镇痛药效应
	心脏疾病患者伴发失眠	选择能缩短快波睡眠时间并且能够降低心率的催眠药物或选择对心血管影响较小的药物
	慢性肝、肾疾病患者伴发失眠	选择奥沙西泮，禁用氯硝西泮和三唑仑
结语		躯体疾病伴失眠时，应正确选用镇静催眠药物

172. 如何照料失眠的老年人

照料失眠的老年人
- 最好能由亲人观察他们夜间的睡眠情况
- 注意是否有抑郁等症状

典型案例	王某，72 岁，入睡困难，睡后易醒，醒后难以入睡，家属也反应患者最近情绪不稳，烦躁，易怒。去医院诊疗，专家为他制定了抗失眠方案，疗效显著
失眠老年人的照料	如果发现有抑郁症状，就应及时去医院诊治，切不可随便给患者服用镇静催眠药物
	如果明确是因为某些精神刺激或情绪不稳定而引发失眠，可以采用其他对抗失眠的方法治疗
	如果效果不好，或者暂时不能去医院，也可以临时服用一些镇静催眠药物，但万万不能养成习惯
结语	如果病情需要，必须长期使用，也应在医生的指导下选择使用，最好是几种药物交替使用，这样既能达到催眠的目的，又不至于成瘾

173. 老年人失眠如何治疗

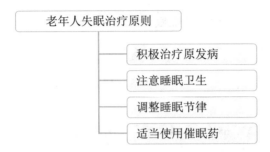

典型案例		赵某，65岁，长期失眠，应用认知行为和替马西泮联合治疗，疗效显著
老年人失眠的治疗	认知行为治疗	包括睡眠限制疗法、刺激控制疗法、睡眠卫生和认知治疗
	药物治疗	镇静催眠药宜选用奥沙西泮、替马西泮或氯甲西泮等，药物剂量应减至成年人的一半
	慎用药物	对于同时存在慢性肺功能障碍或睡眠呼吸暂停综合征的患者，应慎用苯二氮䓬类镇静催眠药，以免引起呼吸抑制
结语		老年人失眠的治疗，主要包括认知行为治疗和药物治疗

174. 老年失眠患者应如何正确服用镇静催眠药

```
老年失眠患者镇静催眠药的服用
        ├── 应适当减少用药剂量
        └── 通常为成年人的1/2或1/3
```

典型案例	王某，65 岁，长期失眠，伴有睡眠呼吸暂停综合征，主要应用非苯二氮䓬类镇静催眠药
老年失眠患者镇静催眠药的正确服用	需要由肾脏排泄的药物，其排泄速度必然延缓，容易发生药物排泄不足所致的蓄积现象
	对于那些同时存在慢性肺功能障碍或睡眠呼吸暂停综合征的患者，应慎用苯二氮䓬类镇静催眠药，以免引起呼吸抑制
	尽量遵循短期使用镇静催眠药物的原则，长期使用易导致药物疗效减退，产生药物依赖、停药引起反跳性失眠和戒断症状
	应尽量选择半衰期比较短的药物，半衰期较长的镇静催眠药容易损害老年人的认知功能和心理反应，易出现摔倒
	应该尽量避免合用 2 种以上镇静催眠药
结语	对于慢性失眠或初发患者最好先选择非药物治疗，如认知行为治疗，包括睡眠限制疗法、刺激控制疗法、睡眠卫生和认知治疗

175. 如何防治高原性失眠

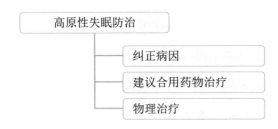

典型案例	王某，32 岁，去西藏旅游，出现高原性失眠，选用乙酰唑胺治疗后，睡眠质量得到了改善	
高原性失眠的防治	药物治疗	乙酰唑胺具有增加呼吸道通气量和减轻缺氧反应的作用，还能促进碳酸氢根从尿中排出，是改善高原性失眠患者睡眠质量的首选药物
	物理治疗	合理的保温和避光有助于缓解失眠症状，吸氧虽然可消除睡眠中出现的周期性呼吸异常，改善缺氧反应，但不一定能改善睡眠障碍的症状，因高原性失眠的诱因除低氧外，还与低二氧化碳血症有关
结语	对曾有高原反应病史者，避免登高，在必须登高的情况下，尽量避免速度过快或一次达到目标，以便逐步适应，及时处理不适反应，这些是预防和缓解高原性失眠发生的关键	

176. 如何应对饮酒所致的失眠

```
饮酒所致的慢性失眠治疗
            ├── 应先针对乙醇依赖进行治疗
            └── 其次对失眠进行对症处理
```

典型案例		李某，47 岁，喜饮酒，导致长期失眠，采用戒酒治疗和补充维生素等支持治疗后，失眠症状好转
治疗饮酒所致的慢性失眠的方法	戒酒治疗	采用一次性断酒，重症者可用与乙醇有交叉依赖性的镇静催眠药物
	支持治疗	乙醇依赖患者，尤其是慢性乙醇依赖患者，应大量补充维生素，尤其是维生素 B 族，并及时补充营养，维持水和电解质平衡
	心理治疗	对患者进行集体的心理治疗也是一种非常有效的方法，这种方法常用于戒酒者的康复治疗
结语		对饮酒所致的慢性失眠患者的治疗，应先针对乙醇依赖进行治疗，其次对失眠进行对症处理

177. 如何治疗倒班人员的失眠

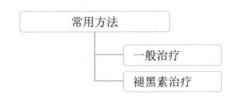

典型案例		李某，37 岁，长期倒班，导致失眠、多梦，服用褪黑素治疗后，显著提高了他在夜班时的清醒程度，并能够改善睡眠质量和维持正常的睡眠周期
倒班人员失眠的治疗	一般治疗	对劳动者加强教育，使他们了解生物节律；还应对管理层进行宣传教育，使他们首先意识到倒班问题确实存在
	褪黑素治疗	于睡前 0.5～1 小时给患者服用褪黑素，可以显著加强其内源性节律与环境周期的同步效应，能够解决光照干扰给机体带来的不良影响
结语		倒班工作者养成良好的睡眠卫生习惯，学会调控守时以利于自身健康

178. 如何治疗不宁腿综合征

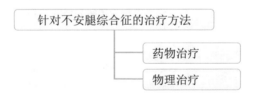

典型案例	赵某，45 岁，夜间睡眠时，双下肢出现极度的不适感，迫使患者不停地移动下肢或下地行走，导致严重的睡眠障碍。经专家诊断为不宁腿综合征，服用硝西泮后，睡眠质量得到改善
药物治疗	影响多巴胺能系统的药物
	苯二氮䓬类药物
	阿片类制剂
	离子通道药
结语	治疗原发病非常重要，适当的补充铁、叶酸、维生素 B_1 和维生素 E 等，均有助于改善不宁腿综合征患者临床症状

179. 如何治疗痴呆患者的失眠

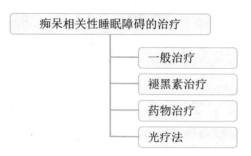

典型案例	齐某，68 岁，健忘，遗尿，伴睡眠障碍，经医生诊断为痴呆相关性睡眠障碍，通过制定作息时间表，并服用褪黑素治疗，其睡眠质量得到有效改善	
痴呆患者失眠的治疗	一般治疗	制订出合适的作息时间表，患者平时应该遵守睡眠卫生原则，限制其白天小睡，维持夜间睡眠环境的稳定，不要经常变换睡眠场所
	褪黑素治疗	使患者睡眠潜伏期缩短，睡眠中觉醒次数减少，睡眠效率与睡眠质量提高
	药物治疗	尽量避免使用镇静催眠药物，尤其是长效苯二氮䓬类药物
	光疗法	通过改善痴呆患者昼夜节律、抑郁情绪，提高其睡眠质量等方法，可收到令人满意的效果
结语	痴呆患者失眠的治疗，应采用综合疗法	

180. 如何治疗帕金森病患者的失眠

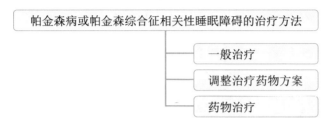

典型案例		许某，68 岁，动作缓慢，手脚或身体其他部分的震颤，伴有长期失眠，通过睡眠之前服用多巴控释片，并服用氯氮平，提高了睡眠质量
帕金森病患者失眠的治疗	一般治疗	做到白天尽量起床活动，多暴露在太阳光下，尽量避免白天的午睡或打盹，晚上适当推迟上床时间
	调整治疗药物方案	多巴胺受体激动剂剂量不易过大，治疗时间的选择也非常重要
	药物治疗	短期应用镇静催眠药物
结语		帕金森病引起的失眠患者多为老年人，应建立良好的睡眠–觉醒周期

181. 如何处理慢性阻塞性肺疾病患者的失眠

慢性阻塞性肺疾病患者失眠的处理
- 针对慢性阻塞性肺疾病的治疗
- 睡眠障碍治疗

典型案例		张某，48 岁，慢性咳嗽、咯痰、气短，伴喘息、呼吸困难、失眠，通过肺功能康复训练，并服用普罗替林，抑制了快速眼动睡眠，改善了睡眠质量
慢性阻塞性肺疾病患者失眠的处理	慢性阻塞性肺疾病的治疗	急性发作时应以控制感染和祛痰、镇咳为主，缓解期包括理疗、运动培训增强体质、肺功能康复训练、心理行为疗法、营养支持、对家属和患者的教育、戒烟等
	睡眠障碍治疗	夜间氧疗，适当选用阿米三嗪和普罗替林治疗
结语		综合治疗，适当让患者暴露于光亮的环境中有利于纠正睡眠-觉醒障碍，提高睡眠质量

182. 如何处理哮喘引起的失眠

```
哮喘引起的失眠
        可使用小剂量非苯二氮䓬类镇静催眠药
        睡眠前吸入支气管扩张剂
        口服类固醇激素治疗
```

典型案例	刘某，48 岁，咳喘间断发作，伴咯痰、失眠，于睡觉前吸入支气管扩张剂，降低了夜间哮喘发作频率，改善了睡眠质量
哮喘引起失眠的处理	存在焦虑、紧张情绪时可适当选用阿普唑仑
	睡眠前吸入支气管扩张剂，并在睡眠-哮喘觉醒时重复使用
	口服类固醇激素治疗，少数患者可能还需要免疫抑制剂治疗
结语	有效降低夜间哮喘发作频率和严重程度，从而改善睡眠

183. 如何治疗慢性疲劳引起的失眠

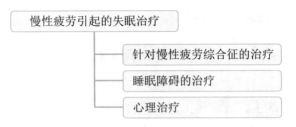

典型案例	李某，38 岁，极度疲劳、失去食欲、复发性上呼吸道感染、忧郁、烦躁及情绪不稳、睡眠中断、无法集中注意力，采用吲哚美辛和氟西汀治疗后，症状得以缓解，失眠好转

慢性疲劳引起失眠的治疗方法	病因治疗	使用抗病毒和免疫调节药物，对症治疗可选择非类固醇类抗炎药、抗抑郁药
	睡眠障碍治疗	使用阿普唑仑、咪达唑仑或唑吡坦等
	心理治疗	给予必要的心理支持和认知行为疗法，帮助患者合理安排作息时间，做到劳逸结合
结语		慢性疲劳引起的失眠治疗包括针对慢性疲劳综合征的治疗、睡眠障碍的治疗和心理治疗

184. 如何治疗冠心病患者伴发的失眠

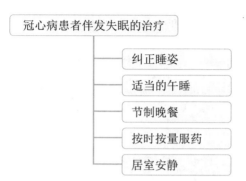

典型案例	王某，52 岁，有冠心病病史，近日失眠，经专家建议，他进行了适当的午睡，同时采取头高脚低右侧卧位，睡眠得到了改善
冠心病患者伴发失眠的治疗	宜采取头高脚低右侧卧位
	建议冠心病患者适当的午睡，一般 1 小时足够
	晚餐要有所节制
	除了应根据医嘱按时、按量服药外，晚上睡觉前，还应准备硝酸甘油片、硝苯地平等药物备用
	居室环境要安静，有利于保证患者充足睡眠
结语	冠心病患者伴发失眠的治疗，应当综合处理，才能有效防治

185. 如何治疗原发性高血压引起的失眠

```
原发性高血压引起失眠的治疗方法
                    ┌─ 控制情绪
                    ├─ 注意休息与锻炼相结合
                    └─ 晚餐宜清淡、少盐
```

典型案例	李某，45岁，高血压患者，伴长期失眠，通过练习书法，入睡前散步，并坚持治疗高血压，保证了良好的睡眠
原发性高血压引起失眠的治疗方法	控制自己的情绪，锻炼自己的意志
	注意休息与运动相结合
	晚餐宜清淡、少盐，勿过饱，肥胖的患者应该限制糖和脂肪的摄入，以减轻体重
结语	原发性高血压患者由于疾病的原因常伴发失眠，睡眠不好又是诱发血压升高的一个重要因素，患者对血压的敏感程度较高，易造成精神紧张，所以治疗原发性高血压的同时一定要调整好睡眠

186. 癌症患者出现失眠该怎么办

癌症相关性睡眠紊乱的治疗
  - 癌症本身的治疗
  - 癌症患者睡眠障碍的治疗

典型案例		赵某，45 岁，早期胃癌患者，手术治疗后，出现失眠，服用阿普唑仑后，改善了睡眠
癌症患者出现失眠的治疗	癌症本身的治疗	采取手术、放疗和化疗等治疗方法
	癌症患者的睡眠障碍	选用抗焦虑和镇静催眠药
结语		抗癌治疗同时使用抗抑郁药物治疗可以起到事半功倍的效果

187. 如何治疗打鼾

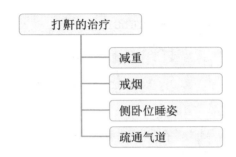

典型案例	刘某，28 岁，体型肥胖，夜间打鼾，伴有失眠，通过锻炼减轻体重，打鼾症状得以缓解，失眠也得以改善
打鼾的治疗	适当减轻体重
	戒烟，睡觉前避免饮酒与服用镇静催眠药物
	采用侧卧位睡眠姿势
	鼻部有炎症、充血而导致气道不通畅者，应当使用抗炎和减轻充血的药物治疗以疏通气道
结语	打鼾与失眠是密切相关的，打鼾的失眠患者应尽可能地治疗打鼾

188. 治疗失眠有哪些按摩方法

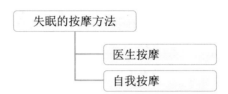

典型案例	许某，46岁，长期失眠，服用药物无效，在每晚睡觉前自行揉百会穴50次，睡眠质量得到显著改善
失眠的按摩方法	患者仰卧位，术者坐于患者头部上方，以右手示、中两指点按睛明穴3～5次后，以一指或双拇指推法，自印堂穴向两侧沿眉弓、前额推至两太阳穴处，操作5～10分钟
	坐位，术者站患者右侧，用右手五指分别置于头部督脉、膀胱经及胆经上，自前发际推向后发际5～7次，然后术者站在患者之后，沿两侧之胸锁乳突肌拿捏，拿肩井穴3～5次
	俯卧位，术者在背部用滚法，操作3～5分钟
	每晚临睡前先揉足三里、三阴交穴，每穴1分钟；再掐按内关、神门穴1分钟
结语	用按摩疗法治疗失眠，不宜用叩砸、提弹等兴奋手法，应采用有镇静安神作用的缓慢轻柔的表面按摩或深部按摩

189. 治疗失眠的常用中成药有哪些

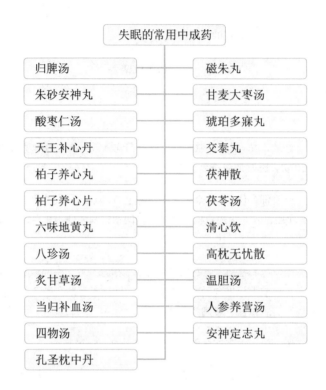

失眠的常用中成药

归脾汤	磁朱丸
朱砂安神丸	甘麦大枣汤
酸枣仁汤	琥珀多寐丸
天王补心丹	交泰丸
柏子养心丸	茯神散
柏子养心片	茯苓汤
六味地黄丸	清心饮
八珍汤	高枕无忧散
炙甘草汤	温胆汤
当归补血汤	人参养营汤
四物汤	安神定志丸
孔圣枕中丹	

典型案例		张某，48 岁，长期失眠，服用各种镇静催眠药物，疗效不明显，加用中成药柏子养心丸后，睡眠质量得到了改善
中成药	归脾汤	适用于心脾气血两虚证
	朱砂安神丸	适用于心火亢盛，阴血不足证
	酸枣仁汤	适用于肝血不足，虚热内扰
	天王补心丹	适用于阴虚血少，神志不安之证
	柏子养心丸	适用于阴血亏虚，心肾失调证
	柏子养心片	适用于心气虚寒，失眠多梦

	六味地黄丸	适用于肝肾阴虚证
	八珍汤	适用于气血两虚证
	炙甘草汤	适用于阴血阳气虚弱，心脉失养证
	当归补血汤	适用于血虚阳浮发热证
	四物汤	适用于营血虚滞证的心悸失眠
	孔圣枕中丹	适用于心肾阴亏证，主要症状为健忘失眠
	磁朱丸	可益阴明目，重镇安神
	甘麦大枣汤	用于神经衰弱引起的失眠
中成药	琥珀多寐丸	适用于肝火上炎，心神失养
	交泰丸	适用于心肾不交，心烦不安
	茯神散	适用于胆虚不得眠，神思不宁者
	茯苓汤	适用于虚劳气满不得眠
	清心饮	适用于心血虚，有痰火，不卧寐
	高枕无忧散	适用于心胆虚怯，昼夜不睡
	温胆汤	适用于痰热内扰，心胆气虚
	人参养营汤	主治劳积虚损，心虚惊悸
	安神定志丸	适用于睡眠不安，梦中惊跳
结语	中成药治疗失眠，疗效显著	

预防保健篇

190. 营养保健药物是否对失眠有效

```
保健品
├── 神经系统调节剂
└── 坚持较长时间的服用才能有效，非短期疗程解决问题
```

典型案例	刘某，53 岁，失眠多梦，在服用镇静催眠药物的同时，坚持每天吃核桃，效果显著
营养保健药物的疗效	常用的保健药物有人参、蜂王浆、天花粉、枸杞子、核桃和酸枣仁等
	褪黑素作为生物节律的自然调节剂，治疗昼夜节律紊乱也是首选
结语	保健药物能提高人脑的功能，增强人的精神动力，调整人的生物钟，使人们在白天易处于兴奋、心情良好和工作效率高的状态，夜晚容易出现中枢抑制，进入睡眠状态

191. 哪些营养物质对治疗失眠有作用

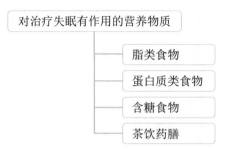

典型案例	张某，48 岁，长期失眠，服用各种镇静催眠药物，效果不显著。通过一段时间的药膳治疗后，失眠症状得以缓解	
营养物质	脂类食物	用大量卵磷脂，可改善细胞膜功能，有利于细胞间的联系，增强记忆力，改善脑功能，对神经衰弱和失眠者有效
	蛋白质类食物	蛋白质是参与脑神经细胞兴奋和抑制过程的基础物质，人的感觉、记忆、语言和运动等都与脑神经细胞的兴奋和抑制功能有关
	含糖食物	糖类在体内分解为葡萄糖，才能通过血–脑屏障，被神经细胞所利用，糖是脑细胞的能量来源
	茶饮药膳	将天然食物加入对失眠有明显治疗作用的中药中，制成茶饮、药粥、羹汤、药膳等
结语	失眠患者合理膳食，可有助于解除疾病困扰	

192. 如何正确饮用牛奶才能有助于睡眠

牛奶的正确饮用

在傍晚或临睡前30分钟饮用

典型案例	杨某，58 岁，入睡困难，易醒，醒后难以入睡，长期服用镇静催眠药物，效果不甚理想，最近于睡前 30 分钟饮用一杯牛奶，睡眠质量得到显著改善
牛奶的 正确饮用	在早晨饮用牛奶，可能抑制大脑皮质，影响白天的工作和学习
	在傍晚或临睡前 30 分钟饮用，不仅有利于吸收，还能够有效地提高睡眠质量
结语	傍晚或临睡前 30 分钟饮用牛奶，有助于睡眠

193. 失眠患者应遵循哪些饮食治疗原则

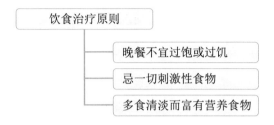

典型案例	许某，39岁，长期失眠，听从专家建议，采用饮食治疗，严格遵循饮食治疗原则，治疗一段时间后，失眠症状得到了缓解
饮食治疗原则	晚餐不宜过饱或过饥
	饮食中应该忌浓茶、浓咖啡、辣椒、胡椒粉以及烟、白酒等一切刺激性食物
	适当多食清淡而富有营养，特别是富含各种人体必需氨基酸的优良蛋白质、维生素C、维生素E、维生素B的食物
	适量食用含脂肪的食物也是十分重要的
	应适当多食富含色氨酸的食物
结语	失眠患者，应遵循以上的饮食治疗原则，才能更好地改善睡眠质量

194. 失眠患者的三餐饮食有什么要求

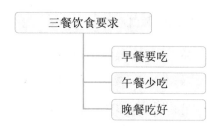

典型案例	杨某，38 岁，失眠患者，平素暴饮暴食，经专家建议，他注重了三餐饮食，睡眠质量得到了改善
三餐饮食要求	早餐一定要吃，不要空腹喝咖啡或含酒精的饮料
	午餐不宜吃得过多、过于油腻，以免打瞌睡
	晚餐要摄取足够的蛋白质与钙质，以补充体力
结语	通过注意三餐饮食，可以有效地改善睡眠质量

195. 哪些食物可以防治失眠

```
防治失眠的食物
        ├── 含色氨酸的食物
        ├── 富含维生素B的食物
        └── 富含钙和镁的食物
```

典型案例		朱某，46 岁，入睡困难，多梦，易醒，服用艾司唑仑，效果不明显。服用核桃、牛肉、蛋、海藻类等食物后，睡眠质量有所改善
防治失眠的食物	含色氨酸的食物	色氨酸借着高碳水化合物、低蛋白的饮食组合进入大脑，使人放松心情、减缓神经活动而引发睡意
	富含维生素B 的食物	维生素 B_{12} 有维持神经系统健康、稳定情绪的功能，能改善难以入睡及常在半夜醒来的人的睡眠状况
	富含钙和镁的食物	钙和镁是天然的肌肉松弛剂和镇静剂，人体内镁含量过低会失去抗压能力
结语		食用富含色氨酸、维生素 B、钙和镁的食物，可以提高睡眠质量

196. 失眠患者应如何正确选用药膳

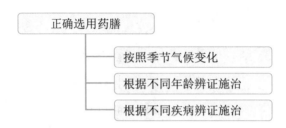

典型案例	朱某，39 岁，夜间易醒，醒后难以入睡，服用镇静催眠药物，效果不明显。选用平肝清火、健脾养心的药膳，调和心脾，失眠得以改善
药膳的 正确选用	按照季节气候变化予以进补
	按照不同年龄辨证施治的原则
	按照不同疾病辨证施治的原则
结语	治疗失眠的药膳有多种，应该咨询医生或在其指导下进行配制

197. 如何预防老年人睡眠呼吸暂停症状

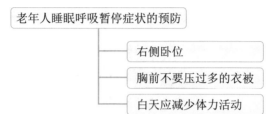

典型案例	刘某，68 岁，打鼾，常常惊醒，日间极度嗜睡，急躁，极度敏感，经医生诊断为睡眠呼吸暂停症状，通过积极的治疗，得以缓解
老年人睡眠呼吸暂停症状的预防	睡眠时应行右侧卧位，可以减轻舌根后垂，保持呼吸道通畅
	睡眠时胸前不要压过多的衣被，以免影响胸廓的呼吸运动
	白天应减少体力活动和劳动，以免夜晚睡眠过沉
结语	通过纠正睡姿，形成良好的睡眠卫生习惯，可以有效地预防睡眠呼吸暂停症状

198. 如何防治女性更年期失眠

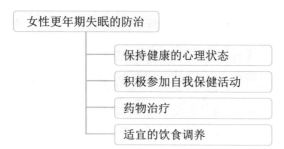

典型案例		许某，女性，48 岁，心烦易怒，烘热汗出，失眠多梦，通过自我的心理调节，保持愉悦的心情，并服用更年安片，效果显著
女性更年期失眠的防治	保持健康的心理状态	正确认识更年期的心理变化和生理变化，积极排除紧张、消极等情绪，自我放松
	积极参加自我保健活动	保持心情舒畅，尽量缓解更年期的压力与紧张，确保平稳地渡过更年期
	药物治疗	少数患者失眠症状严重，影响工作、学习和生活，需要借助药物进行治疗
	适宜的饮食调养	糯麦灵芝粥、合欢花粥、甘麦大枣汤
	白天尽量减少含咖啡因、酒精的饮品的摄入	
结语		积极采取正确有效的防治措施，减少由于生理变化所导致的睡眠困扰

199. 儿童睡眠应注意哪些方面

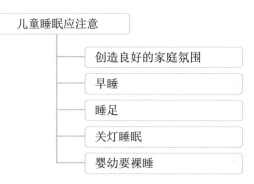

典型案例		明某，8岁，睡眠不踏实，汗多，通过换上宽松的睡衣后，睡眠质量得到了改善
儿童睡眠应注意	创造良好的家庭氛围	养成良好的教子方式，抽出一定时间增加亲子间的接触和交流，给孩子带来安全感与依赖感，有助于保证其良好的睡眠
	早睡	生长激素在睡着后才能分泌，深睡1小时以后逐渐进入分泌高峰，一般在每晚22点至凌晨1点时为最高峰期
	睡足	保证儿童有足够的睡眠时间，最有利于生长发育
	关灯睡眠	关灯睡眠时，人体的生理机能协调，代谢平衡
	婴幼儿要裸睡	脱衣睡觉能使婴幼儿睡得更加舒心、坦然，利于孩子的健康成长
结语		保证睡眠的时间和质量，才能保证儿童白天精力充沛、食欲良好和身心健康

案例总结篇

200. 如何治疗失眠

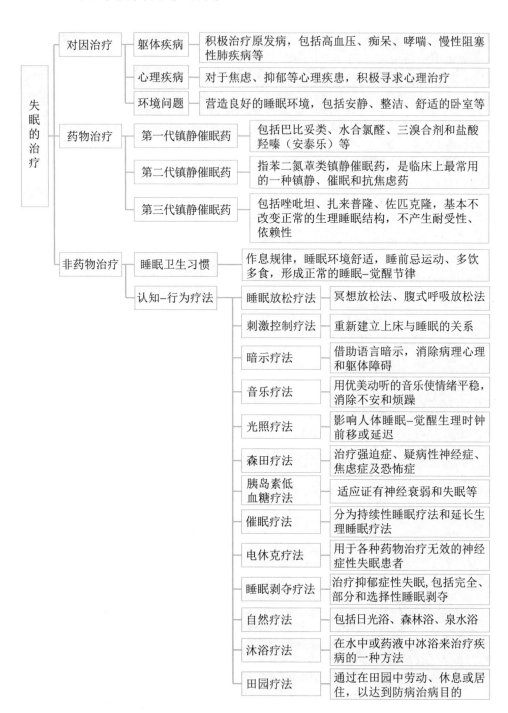

失眠的治疗	**对因治疗**	躯体疾病：积极治疗原发病，包括高血压、痴呆、哮喘、慢性阻塞性肺疾病等
		心理疾病：对于焦虑、抑郁等心理疾患，积极寻求心理治疗
		环境问题：营造良好的睡眠环境，包括安静、整洁、舒适的卧室等
	药物治疗	第一代镇静催眠药：包括巴比妥类、水合氯醛、三溴合剂和盐酸羟嗪（安泰乐）等
		第二代镇静催眠药：指苯二氮䓬类镇静催眠药，是临床上最常用的一种镇静、催眠和抗焦虑药
		第三代镇静催眠药：包括唑吡坦、扎来普隆、佐匹克隆，基本不改变正常的生理睡眠结构，不产生耐受性、依赖性
	非药物治疗	睡眠卫生习惯：作息规律，睡眠环境舒适，睡前忌运动、多饮多食，形成正常的睡眠-觉醒节律
		认知-行为疗法
		睡眠放松疗法：冥想放松法、腹式呼吸放松法
		刺激控制疗法：重新建立上床与睡眠的关系
		暗示疗法：借助语言暗示，消除病理心理和躯体障碍
		音乐疗法：用优美动听的音乐使情绪平稳，消除不安和烦躁
		光照疗法：影响人体睡眠-觉醒生理时钟前移或延迟
		森田疗法：治疗强迫症、疑病性神经症、焦虑症及恐怖症
		胰岛素低血糖疗法：适应证有神经衰弱和失眠等
		催眠疗法：分为持续性睡眠疗法和延长生理睡眠疗法
		电休克疗法：用于各种药物治疗无效的神经症性失眠患者
		睡眠剥夺疗法：治疗抑郁症性失眠，包括完全、部分和选择性睡眠剥夺
		自然疗法：包括日光浴、森林浴、泉水浴
		沐浴疗法：在水中或药液中冰浴来治疗疾病的一种方法
		田园疗法：通过在田园中劳动、休息或居住，以达到防病治病目的

201. 失眠的预防和日常保健是什么

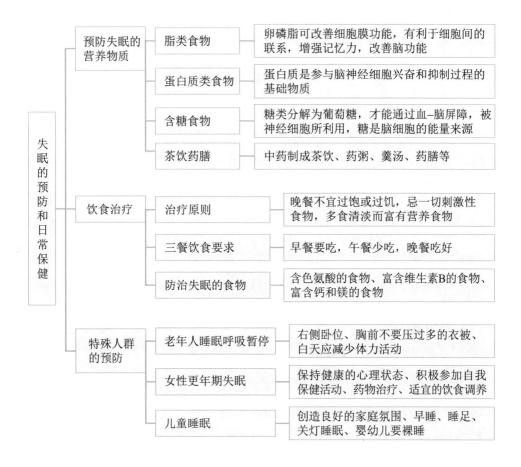

失眠的预防和日常保健
- 预防失眠的营养物质
  - 脂类食物 —— 卵磷脂可改善细胞膜功能，有利于细胞间的联系，增强记忆力，改善脑功能
  - 蛋白质类食物 —— 蛋白质是参与脑神经细胞兴奋和抑制过程的基础物质
  - 含糖食物 —— 糖类分解为葡萄糖，才能通过血-脑屏障，被神经细胞所利用，糖是脑细胞的能量来源
  - 茶饮药膳 —— 中药制成茶饮、药粥、羹汤、药膳等
- 饮食治疗
  - 治疗原则 —— 晚餐不宜过饱或过饥，忌一切刺激性食物，多食清淡而富有营养食物
  - 三餐饮食要求 —— 早餐要吃，午餐少吃，晚餐吃好
  - 防治失眠的食物 —— 含色氨酸的食物、富含维生素B的食物、富含钙和镁的食物
- 特殊人群的预防
  - 老年人睡眠呼吸暂停 —— 右侧卧位、胸前不要压过多的衣被、白天应减少体力活动
  - 女性更年期失眠 —— 保持健康的心理状态、积极参加自我保健活动、药物治疗、适宜的饮食调养
  - 儿童睡眠 —— 创造良好的家庭氛围、早睡、睡足、关灯睡眠、婴幼儿要裸睡

202. 失眠会出现哪些症状

1. 缺睡的症状

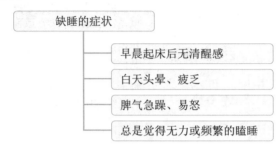

2. 认知功能受损症状

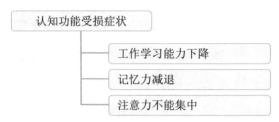

3. 胃肠道症状

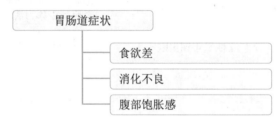

4. 其他症状

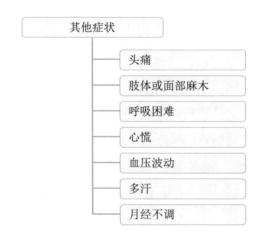

203. 失眠如何确诊

1. 诊断失眠的主观临床标准

（1）主诉睡眠量少和睡眠质量欠佳。

（2）白天感到疲乏无力、精神不振、头昏、头胀等。

（3）仅有睡眠量减少而无白天不适（即短睡眠者）不视为失眠。

2. 诊断失眠的客观标准

（1）入睡困难：指入睡潜伏期延长（长于 30 分钟）。

（2）睡眠不安：指觉醒时间增多（每夜超过 30 分钟）；实际睡眠时间减少（每夜不足 6.5 小时）；觉醒时间占睡眠时间 10% 以上。

（3）睡眠表浅：指 NREM 睡眠的 3～4 期时间减少，不足睡眠总时间的 10%，REM 睡眠比例的减少，也表明睡眠深度不足。

（4）早醒：睡眠醒起时间较平素正常的醒起时间提前 30 分钟。

（5）睡眠不足：一般指成年人睡眠总时间不足 6.5 小时，或睡眠效率（即全夜睡眠总时间与记录时间之比）≤80%。青少年<90% 和中老年人<65% 为睡眠不足标准。

（6）睡眠结构失调：主要指 NREM/REM 睡眠周期<3 次，和（或）NREM/REM 睡眠时间比例失常。